ねこ×脳活 にゃんこドリル はねこ好きの ねこ好きによる ねこ好きのための 最新脳活！

脳にいいこと始めたいけど

三日坊主のわたしでも続けられる脳トレってあるかしら

JN109688

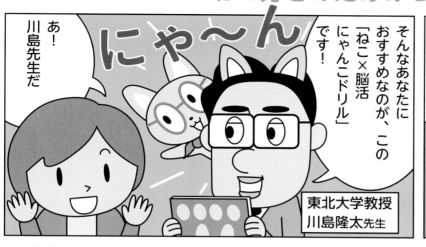

あ！川島先生だ

にゃ〜ん

そんなあなたにおすすめなのが、この「ねこ×脳活 にゃんこドリル」です！

東北大学教授 川島隆太先生

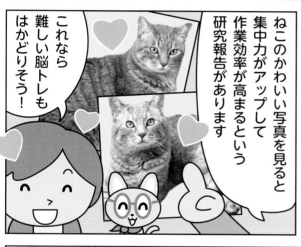

これなら難しい脳トレもはかどりそう！

ねこのかわいい写真を見ると集中力がアップして作業効率が高まるという研究報告があります

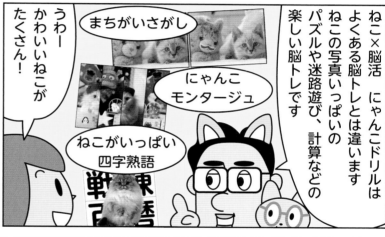

うわーかわいいねこがたくさん！

まちがいさがし

にゃんこモンタージュ

ねこがいっぱい四字熟語

ねこ×脳活 にゃんこドリルはよくある脳トレとは違います

ねこの写真いっぱいのパズルや迷路遊び、計算などの楽しい脳トレです

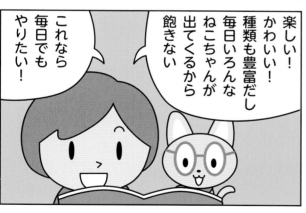

これなら毎日でもやりたい！

楽しい！かわいい！種類も豊富だし毎日いろんなねこちゃんが出てくるから飽きない

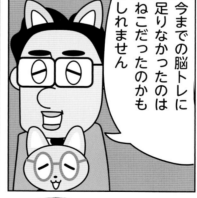

今までの脳トレに足りなかったのはねこだったのかもしれません

にゃんこドリルは全20種以上！脳のいろいろな力を楽しくアップさせることができるのです

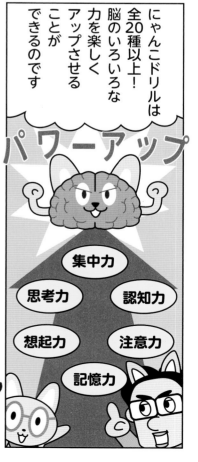

パワーアップ

集中力

思考力 認知力

想起力 注意力

記憶力

それに続けているとすごく癒される

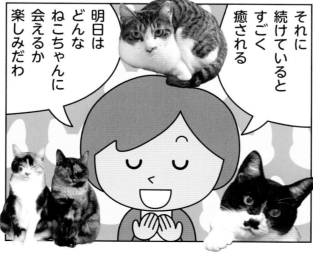

明日はどんなねこちゃんに会えるか楽しみだわ

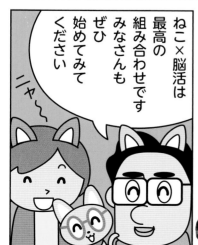

ニャ〜

ねこ×脳活は最高の組み合わせですみなさんもぜひ始めてみてください

かわいいねこの写真で脳を活性化！にゃんと１分集中するだけ！

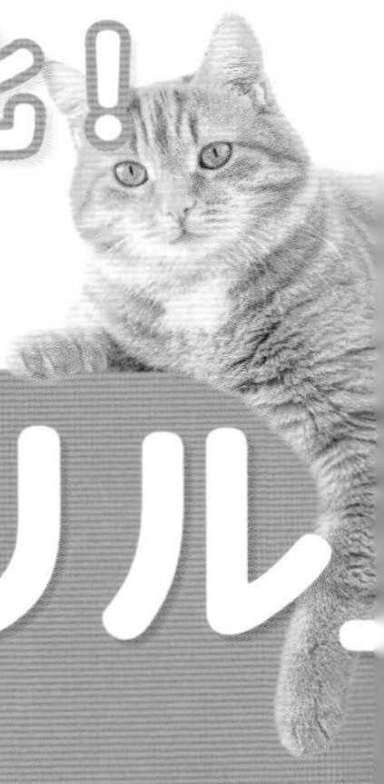

「ねこ×脳活 にゃんこドリル」の誕生にゃ！

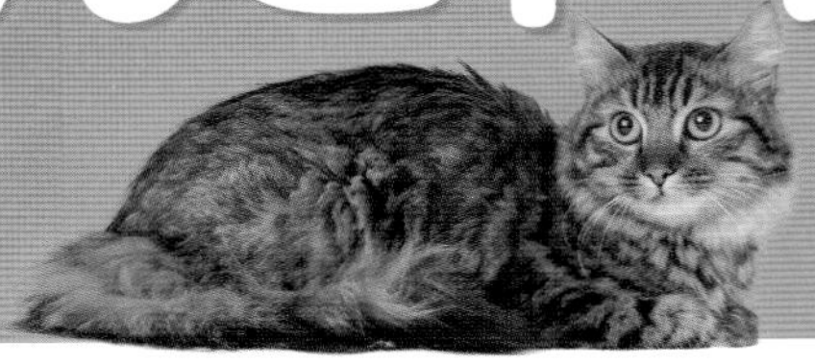

ねこ好きの、ねこ好きによる、ねこ好きのための最新脳活

みなさん、突然ですが、ねこは好きですか？もちろん、大好きだと思います。

そして、そう、私も大好きです！

さらに、本書の制作スタッフも、ねこをこよなく愛する人たちばかりです。

そんなねこ好きが集結し、ねこ好きのみなさんのために、知恵を絞って一つ一つ作り上げたのが、本書「ねこ×脳活 にゃんこドリル」です。

ねこ好きを自認される方は、ねこのかわいらしい写真が満載の本書の脳トレ問題に、ぜひチャレンジしてみてください。

次々に登場する一匹一匹のねこたちの姿や表情、そしてしぐさを目にするたび、気分が高揚して、脳も心もパッと元気になる、そんな不思議で幸せな感覚をきっと感じていただけることと思います。

脳の司令塔「前頭前野」を強化！楽しみながら夢中で取り組める

「最近、なんだか忘れっぽい」
「いつも探し物ばかりしている」
「買い物でついモタモタしてしまう」
「人の名前が出てこなくなった」
「家の戸締まりをしたか心配になる」
「心がときめく機会が減った」・・・

年を取れば、誰しも、こうした脳の衰えが気になってくるものです。

ときに、自分自身の記憶や行動に自信が持てなくなって、落ち込んでしまうこともあるかもしれません。

こうして脳の衰えを自覚したときに一番大事なことは、そのままほうっておかないことです。では、何をすればいいのか・・・。

脳を活性化するためには、人や地域とのコミュニケーションを大事にすることや、自分が打ち込める仕事や趣味を持つこと、適度な運動をすること、音楽や芸術作品に触れることなどさまざまな方法がありますが、最も手っ取り早くできて一定の脳活効果が期待できるのが、私がこれまで長年にわたって研究を重ねてきた「脳トレ」に取り組むことです。

脳の各部位がそれぞれどのような機能を担っているのかを画像検査で調べる「脳イメージング研究」の大きな成果として、「読み」「書き」「計算」や「音読」「パズル」「クイズ」など各種の脳トレを行うと、年齢を問わず、脳の司令塔である「前頭前野」の血流が増え、脳の働きが活発になることを、私は何度も確認してきました（右ジ一上の図参照）。

前頭前野とは、脳の各部位から送られてきた情報を統合し、意思決定や実行指示を行う重要な部位。前頭前野を活性化させることができれば、衰えがちな「記憶力」「集中力」「注意力」「認知力」「想起力」「思考力」などさまざまな脳の力を強化することにつながります。すると、前に述べたような日常の困りごとが減り、あいまいな記憶は確かになり、あやふやな言動がしっかりしてくる、そんな変化を感じられるものです。

しかし、いざ脳トレに取り組もうと決心して実行に移しても、残念なことに、つい飽きてしまって三日坊主で終わってしまう人が少なくありません。そこで、多くの人が脳トレを毎日の楽しみとして取り組めるような新たな工夫はで

※1 Nittono, H., Fukushima, M., Yano, A., & Moriya, H. The power of kawaii: Viewing cute images promotes a careful behavior and narrows attentional

安静時の脳

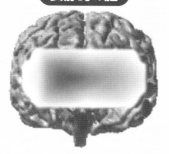

ドリルをやっているときの脳

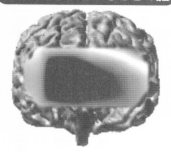

きないものか、試行錯誤を重ねた末にたどり着いたのが、ねこの魅力たっぷりの本書「にゃんこドリル」だったのです。

かわいいねこの写真で、心が癒され集中力も高まる

にゃんこドリルは、ねこのかわいらしい写真を随所にちりばめた全く新しい脳トレです。計算問題やパズル遊び、まちがいさがし、クイズなど、バラエティに富んだ20種以上の脳活問題で構成されており、ねこ好きならきっと毎日楽しめて、心が思わずほっこりするような工夫が随所に凝らされています。

誰しも、無邪気で愛らしいねこの姿や表情、しぐさを見ているうちに、不思議と心が和んだり、幸せな気持ちになったりして、ほおがほころんだ経験があるのではないでしょうか。かわいい動物の写真を見ると、「もっと見たい」「ずっと見ていたい」という心理が働き、集中力が高まって注意力や作業効率が高まるという報告もあります。

例えば、広島大学大学院では、「かわいい」という感情がもたらす心理作用について研究されており、実際、学生を対象とした試験では、ねこやいぬなどのかわいい写真を見ると、注意力を要する作業課題（特定の文字を探すかな拾いのような課題）の成績がよくなることを確認しています。[1]

また、ドイツのミュンスター大学の研究でも、赤ちゃんのかわいい写真を見ると、やる気を高める脳の「側坐核」という部位が活性化することも確認されています。[2] 側坐核とはドーパミンというホルモンを分泌してやる気を保持する重要な部位で前頭前野の働きとも緊密に連携し

ています。

そうしたこともあり、にゃんこドリルにチャレンジすれば、心身がリラックスしてやる気が高まり、より楽しくかつ意欲的に脳トレに取り組めるものと考えられます。

お仲間や、お子さんと誘い合って解くのもおすすめ

にゃんこドリルでは、まるまる1ヵ月、31日分の脳活問題が、日替わりで出題されます。毎日のように登場するねこたちが、あなたに出題をしたり、解答の邪魔をしたり、ときには応援したりしてくれます。ページをめくるたび、各日付の上段部分には、あなたを応援する「日直ねこ」も登場するので、ぜひ毎日の楽しみとしてください。

多くの脳活問題は、1問を1分程度で解くことを目安に作られています。「1分で解こう」という意気込みで集中して取り組むほうが、脳活効果は高くなると考えられるからです。もちろん、1分をオーバーしてしまっても、全く気にする必要はありません。あきらめずにマイペースでじっくり解いていくことでも、心地よい達成感と十分な脳活効果が得られるでしょう。工夫を凝らしたいろいろなタイプの脳活問題があるので、ぜひ楽しみながら解いていってください。

かわいいねこたちに毎日出会えるワクワク感やときめきを感じながら、毎日、少しずつ継続して、楽しく脳を磨いていってほしいと思います。ねこ好きのお仲間や、お子さんやお孫さんと誘い合って取り組めば、新たなコミュニケーションが生まれて脳活効果がさらに高まるでしょう。そうして「ねこ×脳活　にゃんこドリル」の輪を広げていきましょう。

※2　Courtesy Melanie Glocker, Munster, Germany; Katherine Karraker, WVU; and Daniel Langleben, University of Pennsylvania

目次

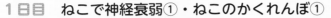

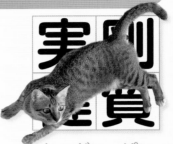

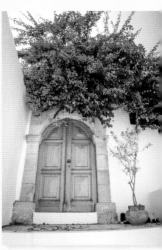

ねこがいっぱい
四字熟語

潜伏ねこ探し

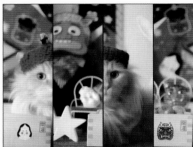

にゃんこモンタージュ

にゃんこドリルの
効果を高めるポイントを
教えるにゃ！

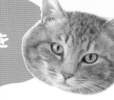

❶毎日続けることが大切

にゃんこドリルは毎日実践することで、脳が活性化していきます。途中でやめると脳活効果がもとに戻ってしまうので、継続して取り組んでいきましょう。

❷1日2ページ朝食後の午前中に

1日のうちで脳が最もよく働くのは午前中です。なるべく、午前中に取り組みましょう。また、空腹状態では、脳はエネルギー不足です。朝食を食べてから行いましょう。

❸1人でやるときは静かな環境で

1人で行う場合は、静かな環境で行うほうが、脳の働きがよくなります。ラジオやテレビをつけながらやると、注意が散漫になり脳はあまり活気づきません。

❹家族や友人とやるのもおすすめ

誰かといっしょに行う場合は、競争するなどゲーム感覚で楽しく挑戦しましょう。「脳を鍛える」という同じ目的の仲間と実践することで、やりがいを感じられます。

ねこで神経衰弱①

1分で挑戦にゃ！

16枚の写真には2枚ずつ同じねこの写真が隠れており、全部で8ペアができるようになっています。どの写真がペアになるかを下の解答欄に数字で答えましょう。

ポイント

よく似たねこたちに惑わされないよう、じっくり写真を見比べましょう。注意力や集中力を鍛える訓練に役立ちます。

実施日　　月　　日

正答数　／8問

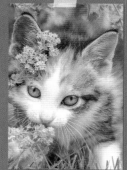

今日の日直ねこ

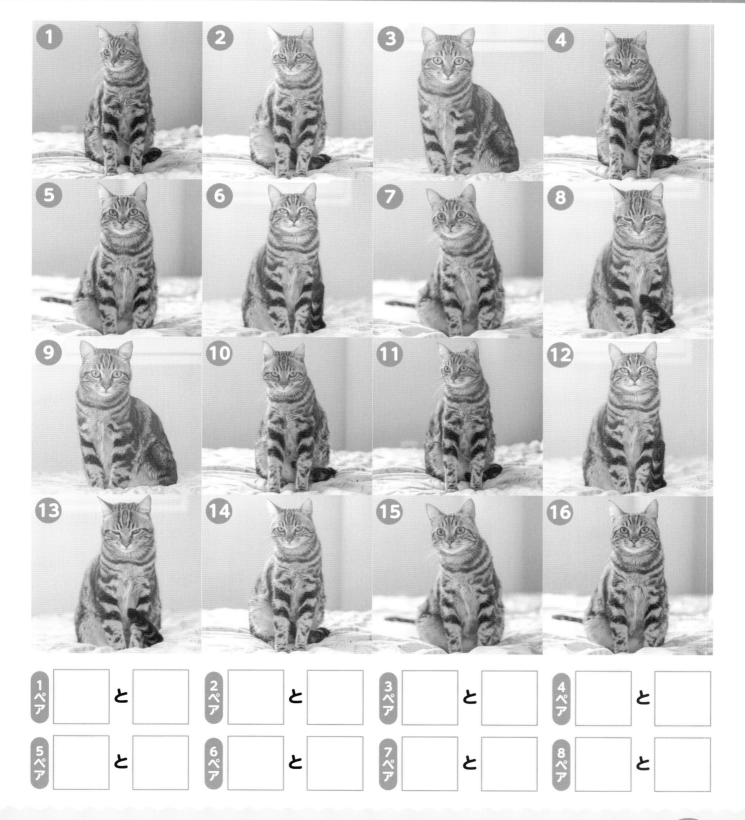

1ペア　□　と　□
2ペア　□　と　□
3ペア　□　と　□
4ペア　□　と　□
5ペア　□　と　□
6ペア　□　と　□
7ペア　□　と　□
8ペア　□　と　□

実施日　月　日

正答数　／6問

ねこのかくれんぼ①

たくさんのねこたちの中に、①〜⑥のシルエット（影）と同じ形の
ねこがかくれんぼしています。探して○をつけましょう。影とねこの
大きさは同じではありません。

ポイント

影を手がかりに同じ形のねこを探しましょう。視覚を司る後頭葉を
刺激し、人の見間違いや文字の見落としを防ぐ訓練にもなります。

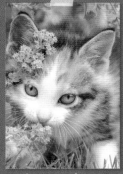

今日の日直ねこ

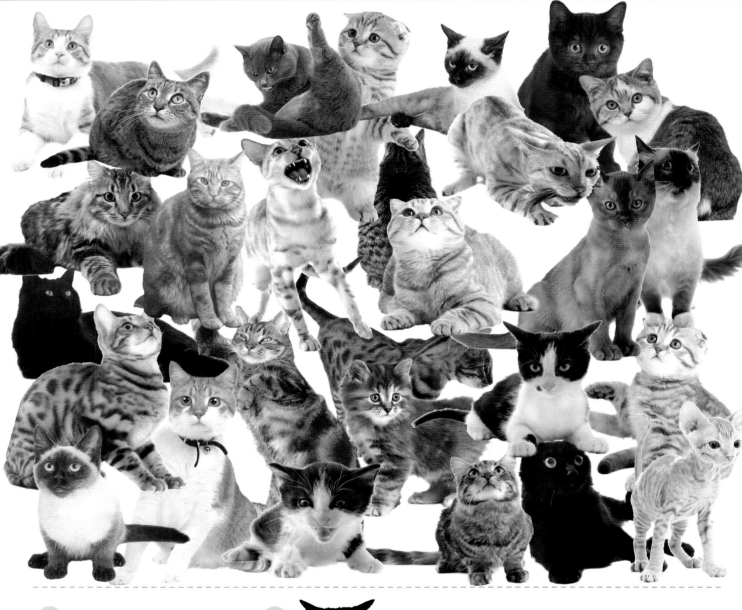

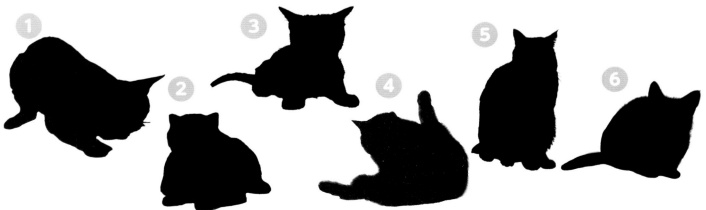

① ② ③ ④ ⑤ ⑥

69ページを見てにゃ

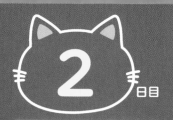

2 日目

実施日	月 日
正答数	／4問

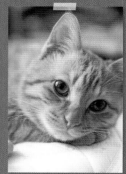

今日の日直ねこ

①
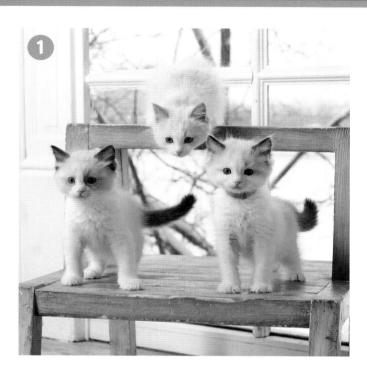

②
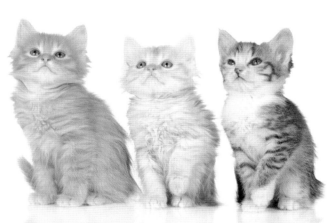

③
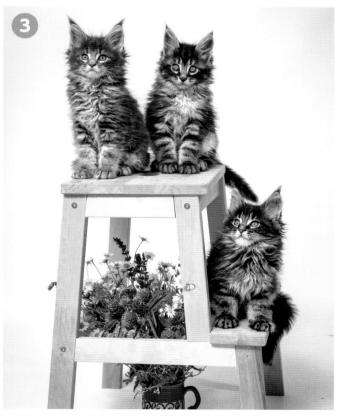

④
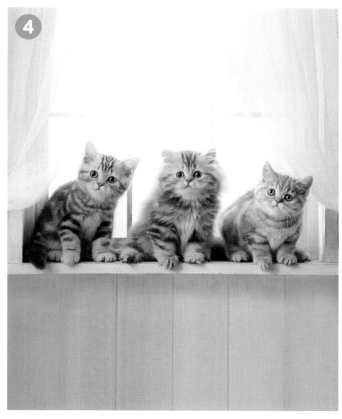

1

B
( )

A
( )

C
( )

ア　　　　イ　　　　ウ

2

A
( )

B
( )

C
( )

ア　　　　イ　　　　ウ

3

A
( )

B
( )

C
( )

ア　　　　イ　　　　ウ

4

A
( )

B
( )

C
( )

ア　　　　イ　　　　ウ

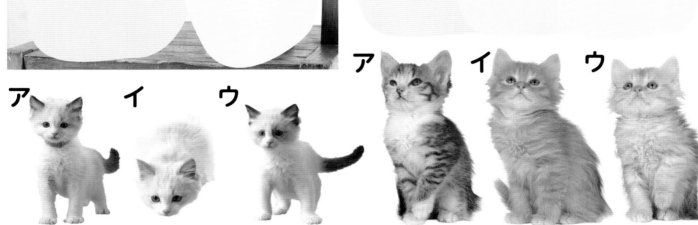

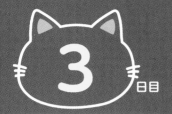
実施日　　月　　日

正答数　／5問

1分で挑戦にゃ！
ねこのまちがいさがし①

上の「正」の写真と、下の「誤」の写真をよく見比べて、1分で5つのまちがい（相違点）を探しましょう。1分で見つけられなくても5つのまちがいをすべて見つけることをめざしてください。

ポイント

ねこ以外のところにも注目してみましょう。まちがいさがしは空間認知力や注意力などさまざまな力が強化されます。

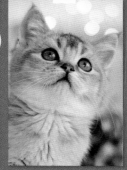

今日の日直ねこ

● まちがいは5つ。1分で探してにゃ！

正

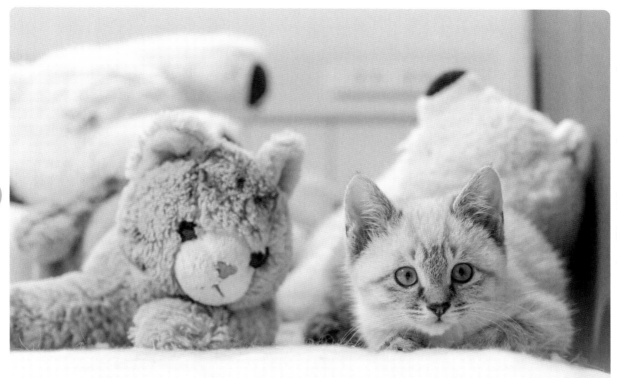

誤

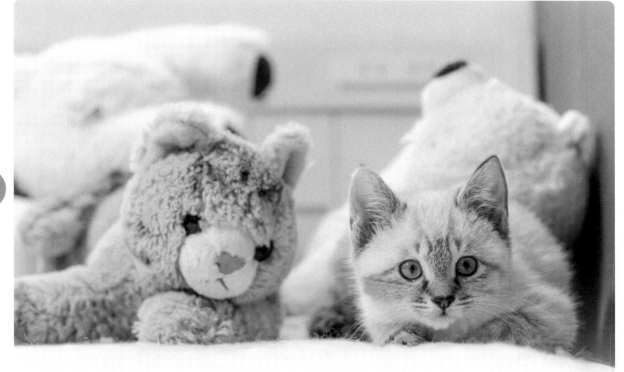

69ページを見てにゃ　解説

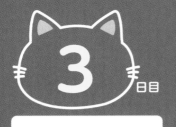

実施日　　月　　日

正答数　／2問

ポイント
セリフで順位が特定できるねこから名前を書いていきましょう。推理力や論理力の向上に役立ちます。

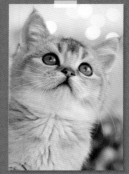

今日の日直ねこ

---

❶

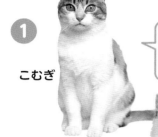
こむぎ

ボクがゴールしたのは2番めにゃ

あんこ

1位を取れなかったにゃ…

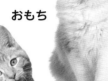
おもち

あたしとあんこ君の順位の間に1匹いたにゃ

ボクより遅い人はいなかったにゃ

だいふく

きなこ

あんこ君は私より早かったにゃ

順位	1位	2位	3位	4位	5位

---

❷

チョコ

わたしは1位でも7位でもないにゃ

ボクは5番めにゴールしたにゃ

クッキー

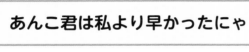
マロン

モカ君よりも遅くゴールしたにゃ

シュー

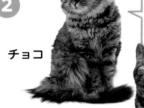
モカ

おれがゴールした直後にモカ君がゴールしたにゃ

おれはプリンよりも先にゴールしたぜ

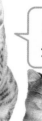
プリン

あたしとモカ君の順位の間に1匹いたにゃ

わたしの直前にクッキーがゴールしたにゃ

ミルク

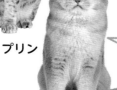

順位	1位	2位	3位	4位	5位	6位	7位

① 1位きなこ、2位こむぎ、3位あんこ、4位おもち、5位だいふく
② 1位チョコ、2位マロン、3位モカ、4位プリン、5位クッキー、6位ミルク、7位シュー

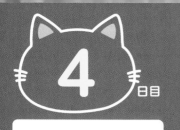

4 日目

1分で挑戦にゃ！

ねこの自己紹介クイズ①

2匹のねこのプロフィール帳があります。1分で顔や紹介文などできるだけ多くの情報を記憶したら、次の♪の問題に進み、各問の正しい選択肢を⑦または⑦で答えましょう。

実施日 　月　　日

正答数 　／8問

ポイント
いろいろな観点から記憶した写真・文字の情報を、問題の条件に合わせて思い出す「短期記憶→想起」のトレーニングです。

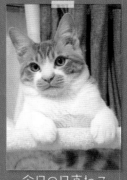
今日の日直ねこ

●2匹のプロフィール帳の内容を1分で記憶したら次のページの問題を解いてにゃ

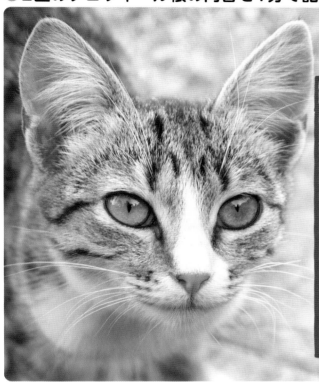

🐾 名前　　もも

誕生日　**3月3日**

趣味　　**はみがき**

好きなもの　**エビのぬいぐるみ**

一言

おなかすいたにゃ

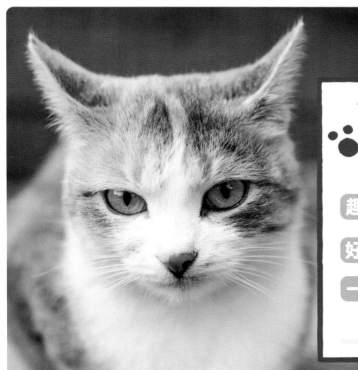

🐾 名前　　**はな**

誕生日　**8月7日**

趣味　　**ふとんフミフミ**

好きなもの　**段ボール**

一言

ねむいにゃ

●前のページの内容を思い出しながら下の問題に㋐または㋑で答えてにゃ

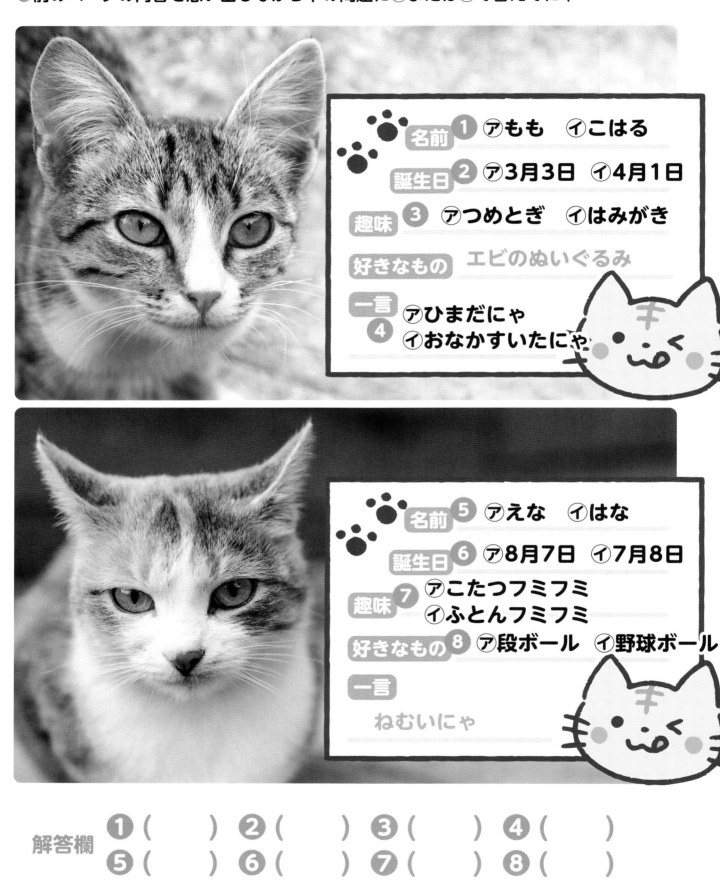

名前 ① ㋐もも　㋑こはる

誕生日 ② ㋐3月3日　㋑4月1日

趣味 ③ ㋐つめとぎ　㋑はみがき

好きなもの　エビのぬいぐるみ

一言 ④ ㋐ひまだにゃ
㋑おなかすいたにゃ

名前 ⑤ ㋐えな　㋑はな

誕生日 ⑥ ㋐8月7日　㋑7月8日

趣味 ⑦ ㋐こたつフミフミ
㋑ふとんフミフミ

好きなもの ⑧ ㋐段ボール　㋑野球ボール

一言

ねむいにゃ

解答欄　　①（　　）②（　　）③（　　）④（　　）
　　　　　⑤（　　）⑥（　　）⑦（　　）⑧（　　）

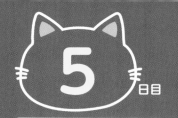
5日目

各問1分で挑戦にゃ！

ねこ踏んじゃだめ迷路①

スタートからすべてのマスを1回だけ通って、ゴールをめざします。各マスは上下左右に移動ができますが、斜めには進めません。また、ねこがいるマスは通ってはいけません。

ポイント
ねこのいるマスを避けて迷路を解くことで、思考力・集中力・注意力が強まります。

実施日　月　日

正答数　／4問

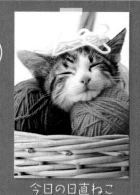
今日の日直ねこ

①

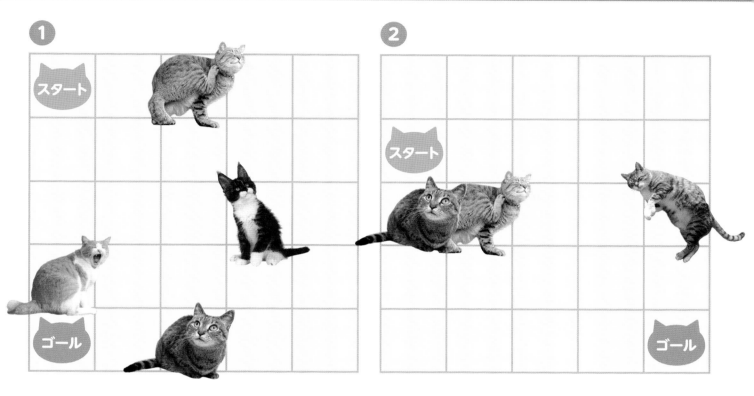

②

③

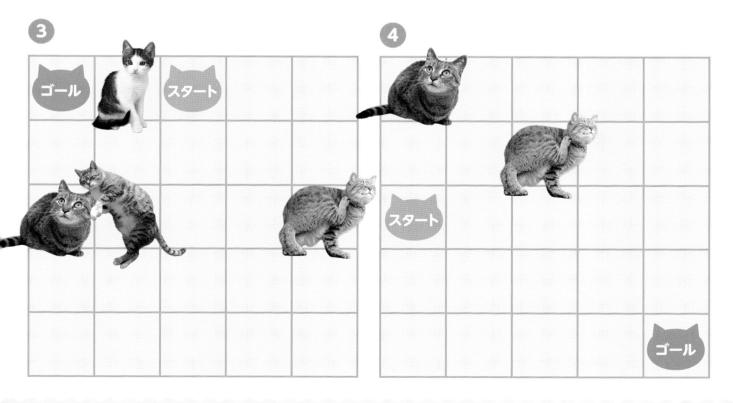

④

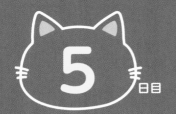
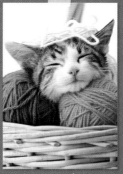

今日の日直ねこ

1分で挑戦にゃ！
潜伏ねこ探し①

①～④の写真の中では、ねこが暗がりや物影などにこっそり隠れています。隠れているねこを1分で探して○をつけてください。解答は69ﾍﾟﾝﾞにあります。

ポイント

実際に外でねこたちを探すような気持ちで観察してみましょう。見つけた瞬間のひらめきで脳全体がパッと活性化されます。

❶
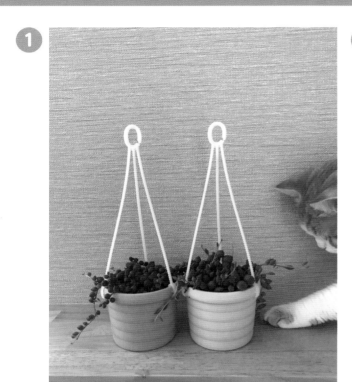

❷
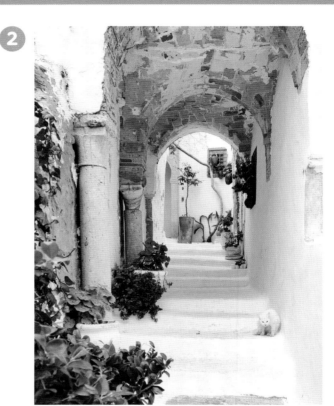

❸
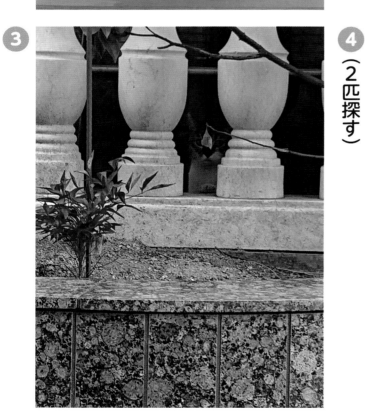

❹（2匹探す）
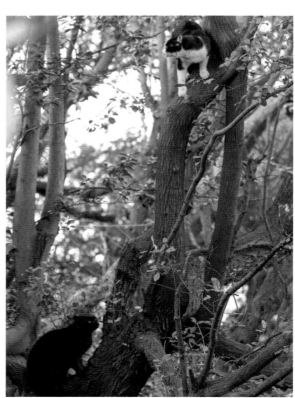

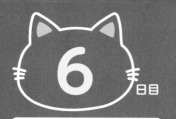
各問1分で挑戦にゃ！

ねこの短期記憶まちがいさがし①

この<ruby>頁<rt>ページ</rt></ruby>の正の写真を1分よく見て、できるだけ多くの情報を記憶してください。記憶し終わったら、次の<ruby>頁<rt>ページ</rt></ruby>の誤の写真を見て、異なっているところを3つ探しましょう。①、②は別々に解いてください。

ポイント

写真に写っているものの状態(色、位置、数など)をできるだけ具体的な言葉にして覚えるのがコツです。

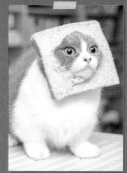

今日の日直ねこ

1 右の写真を1分で覚えたら、次のページの問題に答えてにゃ

正の写真

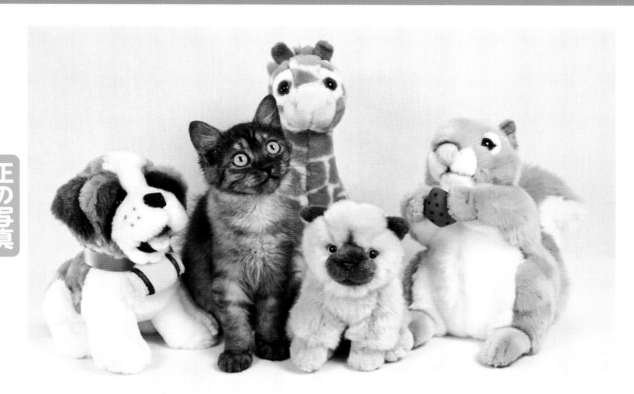

2 右の写真を1分で覚えたら、次のページの問題に答えてにゃ

正の写真

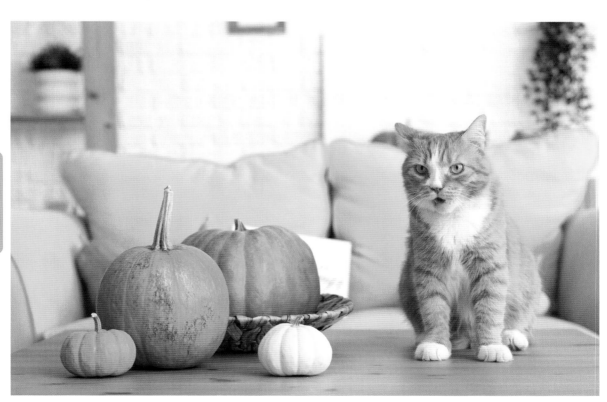

1

誤の写真

前のページの写真を思い出しながら、異なる場所を3つ探して○で囲むにゃ

2

誤の写真

前のページの写真を思い出しながら、異なる場所を3つ探して○で囲むにゃ

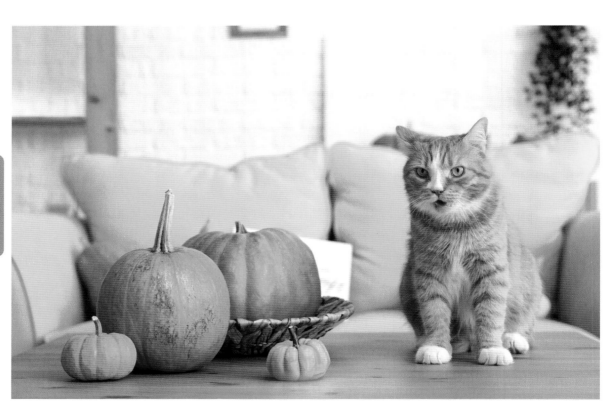

69ページを見てにゃ

7日目

各問1分で挑戦にゃ！
ことわざにゃおし①

日常でよく使われることわざや慣用句の文字が、ねこのいたずらで、各問1字ずつ「猫」に変わってしまいました。もとの漢字がなんだったかを答えの欄に書いてください。

実施日　　月　　日

正答数　／12問

ポイント
どこかで見聞きしたことわざや慣用句を正しく思い出し漢字を直すことで、記憶力のうち想起する力がアップします。

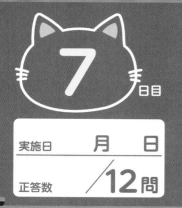
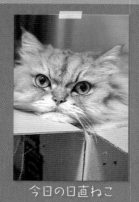

今日の日直ねこ

❶ 猫に真珠　答え

❷ 背に猫はかえられぬ　答え

❸ 立っているものは猫でも使え　答え

❹ 泣きっ面に猫　答え

❺ 猫に金棒　答え

❻ 猫山鳴動して鼠一匹　答え

❼ 海老で猫を釣る　答え

❽ 雨降って猫固まる　答え

❾ 猫板に偽りあり　答え

❿ 飼い猫に手を噛まれる　答え

⓫ 仏作って猫入れず　答え

⓬ 所変われば猫変わる　答え

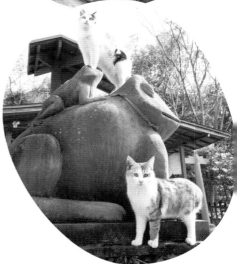

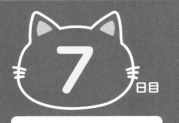

7日目

実施日　　月　　日

正答数　　／4問

ねこじゃらしパズル①

ねこじゃらしを1本だけ動かして計算式として成り立つようにしてください。使える式は足し算と引き算のみで、＝の部分のねこじゃらしは動かせません。

ポイント
動かせるねこじゃらしを考えているときには、発想力やひらめき力が養われます。

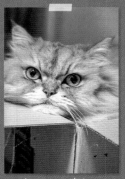

今日の日直ねこ

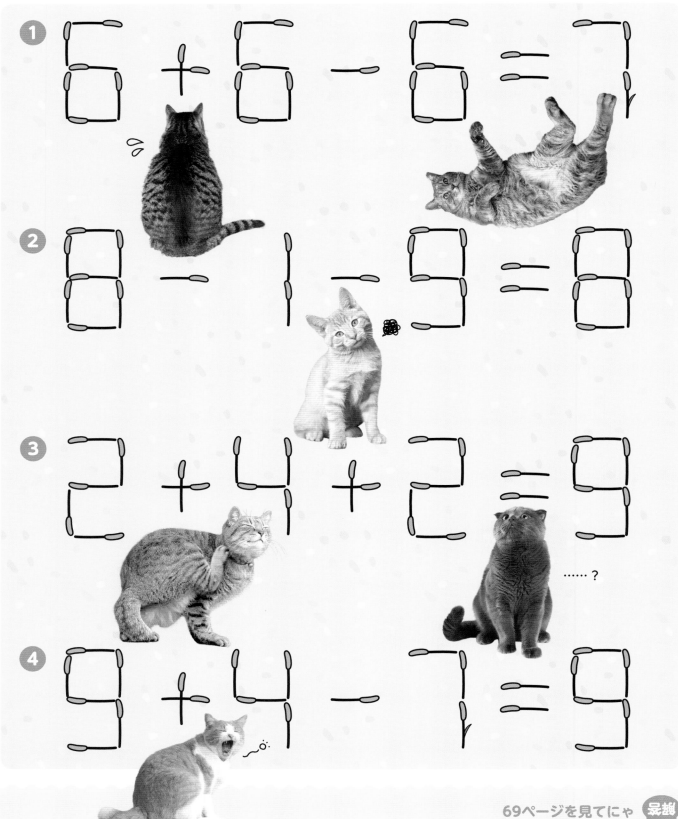

① 6 + 6 − 6 = 7

② 8 − 1 − 9 = 8

③ 2 + 4 + 2 = 9

④ 9 + 4 − 7 = 9

69ページを見てにゃ

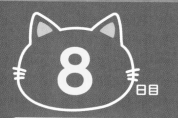

8 日目

各問1分で挑戦にゃ！

にゃんこモンタージュ①

写真の①〜③は縦に4等分、④〜⑥は横に4等分にして、バラバラに並べ替えたものです。ア〜エのピースを、①〜③は左から、④〜⑥は上から順に正しく並べ替えて答えてください。

実施日	月 日
正答数	／6問

ポイント
もとの正しい写真をイメージしながらピースを入れ替えましょう。認識力や直観力が鍛えられます。

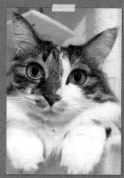

今日の日直ねこ

① ア イ ウ エ

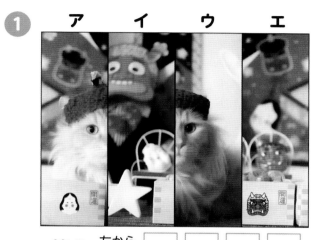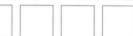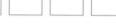

答え 左から並べる ☐ ☐ ☐ ☐

② ア イ ウ エ

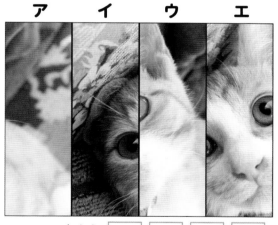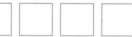

答え 左から並べる ☐ ☐ ☐ ☐

③ ア イ ウ エ

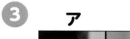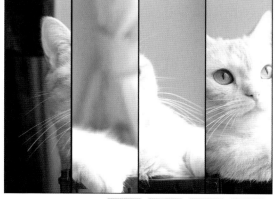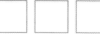

答え 左から並べる ☐ ☐ ☐ ☐

④ ア イ ウ エ

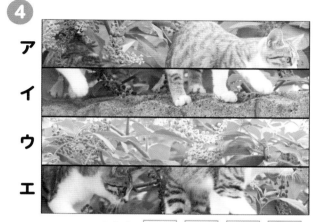

答え 上から並べる ☐ ☐ ☐ ☐

⑤ ア イ ウ エ

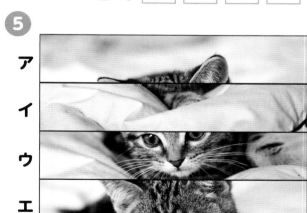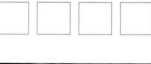

答え 上から並べる ☐ ☐ ☐ ☐

⑥ ア イ ウ エ

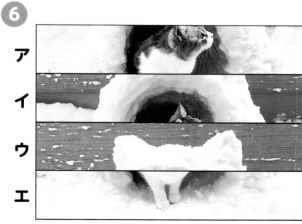

答え 上から並べる ☐ ☐ ☐ ☐

①イ→ウ→ア→エ、②イ→ウ→ア→エ、③ア→ウ→エ→イ、④ウ→ア→エ→イ、⑤ア→エ→ウ→イ、⑥ウ→ア→エ→イ

※69ページで問題の元の写真を確認できます

解答

8日目

1分で挑戦にゃ！
ねこのかにゃひろい音読①
夏目漱石の「吾輩は猫である」の文章がひらがなで書かれています。約1分で音読しながら文章の中に「にゃ」と「にゃー」が何回出てくるか数えてください。

ポイント
文章を読む、話を理解する、文字を探すなど複数の作業を同時に行うため、脳の司令塔である前頭前野の活性化が期待できます。

実施日　月　日
正答数　／1問

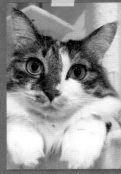

今日の日直ねこ

● 下の文章を約1分で音読しながら「にゃ」と「にゃー」が全部で何回出てきたかを数えてにゃ

わがはいはねこである。にゃまえはまだにゃい。

どこでうまれたかとんとけんとうがつかぬ。にゃんでもうすぐらいじめじめしたところでにゃーにゃーにゃいていたことだけはきおくしている。わがはいはここではじめてにゃんげんというものをみた。しかもあとできくとそれはしょせいというにゃんげんじゅう

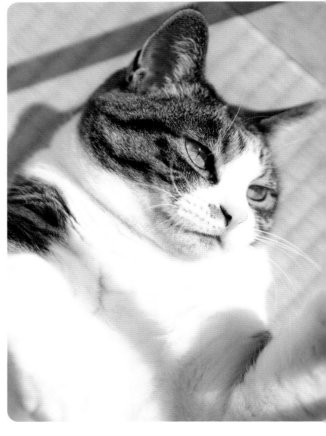

でいちばんどうあくにゃしゅぞくであったそうだ。このしょせいというのはときどきわれわれをつかまえてにゃてくうというはにゃしである。しかしそのとうじはにゃんというかんがえもにゃかったからべつだんおそろしいともおもわにゃかった。

出典：青空文庫 夏目漱石「吾輩は猫である」を改変

上の文章に「にゃ」と「にゃー」は全部で
何回出てきたでしょう？

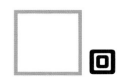

9日目

各問1分で挑戦にゃ！

ねこの慣用句

①〜⑧の写真とねこたちのセリフを見て、その状況に最も関連深い慣用句を語群の㋐〜㋗の記号から選んで答えましょう。記号は1回しか使えません。

実施日 　　月　　日

正答数 　／8問

ポイント
ねこたちのセリフと慣用句がうまく成り立つように答えを選びましょう。言語力や会話力、想起力が強まります。

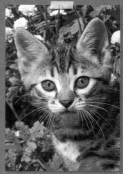

今日の日直ねこ

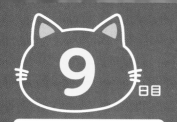

①

ちょっとだけもらうぜ

あ、新しいCMだ

答え

②

本当は家でゴロゴロすることにゃ

わたしの趣味ですか？おしゃれなカフェめぐりです♡

答え

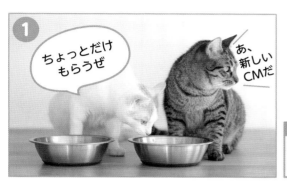

③

ここがボクの家さ

答え

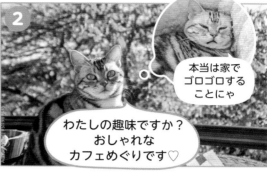

④

パンチにゃ‼

いぬさん！寝ぼけてあたちのこと食べないで〜

答え

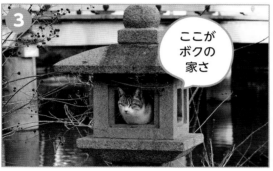

⑤

カチーン　コチーン

えっ…‼⁉こ、この人誰にゃ

答え

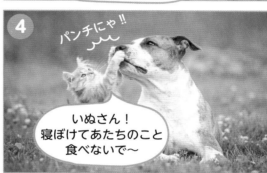

⑥

なんだァこれは？まくらか？

答え

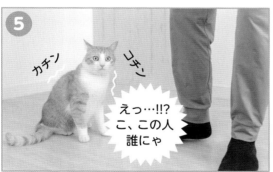

⑦

あ〜仕事おわらんにゃ〜

答え

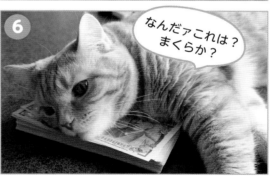

⑧

しめしめ…♪

ドミノを作ったまま出かけるなんて、うかつなご主人にゃ

答え

語群

㋐ねこの手も借りたい　㋑ねこばばする　㋒ねこにかつお節　㋓ねこに小判

㋔ねこをかぶる　㋕ねこの額　㋖きゅうそねこを噛む　㋗借りてきたねこのよう

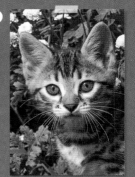

9日目

おねだりねこの
おやつは何グラム？①

各問1分で挑戦にゃ！

4つのはかりに表示された重さから推測し、A～Dのねこ缶の1つ当たりがそれぞれ何グラムになるかを答えてください。ねこ缶の重さは5グラム単位になっています。

ポイント

重さの予測がつきやすいねこ缶をいち早く見つけて計算するのがポイントです。推理力や計算力、思考力が身につきます。

今日の日直ねこ

実施日　月　日
正答数　／3問

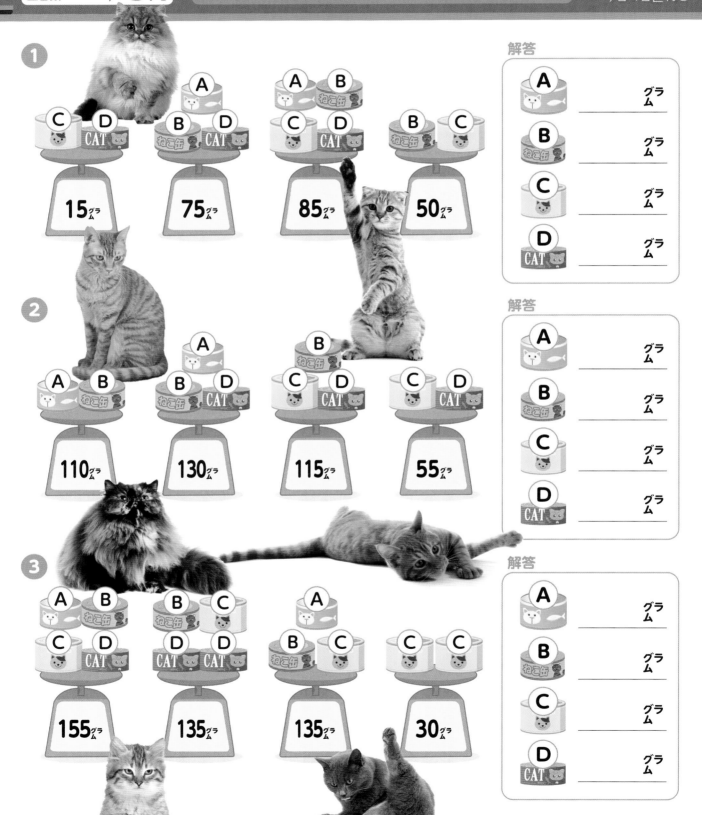

① 15グラム　75グラム　85グラム　50グラム

解答
A ＿＿＿グラム
B ＿＿＿グラム
C ＿＿＿グラム
D ＿＿＿グラム

② 110グラム　130グラム　115グラム　55グラム

解答
A ＿＿＿グラム
B ＿＿＿グラム
C ＿＿＿グラム
D ＿＿＿グラム

③ 155グラム　135グラム　135グラム　30グラム

解答
A ＿＿＿グラム
B ＿＿＿グラム
C ＿＿＿グラム
D ＿＿＿グラム

答え

① A＝30、B＝40、C＝10、D＝5、② A＝50、B＝60、C＝35、D＝20、③ A＝40、B＝80、C＝15、D＝20

各問1分で挑戦にゃ！

ねこがいっぱい四字熟語①

四字熟語の漢字が4個バラバラに並んでいて、その上にねこたちがおじゃまをしにきました。見えない部分を推測してどんな四字熟語が隠れているか答えてください。ヒントは解答に使用する漢字です。

実施日　　月　日

正答数　／9問

ポイント
ねこに隠されてしまった漢字の一部から全体を推測するさいに、脳のイメージ力や想起力が身につきます。

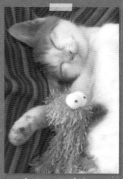

今日の日直ねこ

ヒント	利	磨	文	小	温	言	象	異	束	質	失	戦	知	日	羅	巧	一	二
	三	百	千	万	剛	大	新	得	害	令	故	実	同	錬	色	秋	森	健

①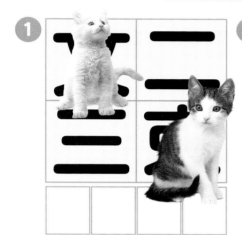

②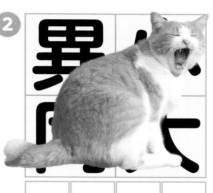

③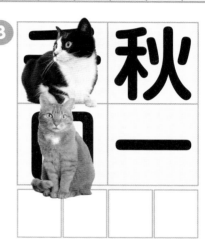

④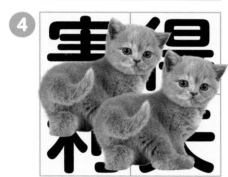

⑤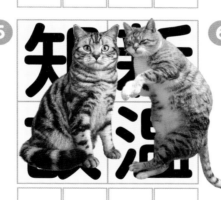

⑥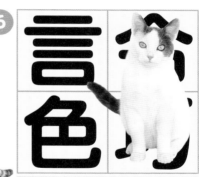

⑦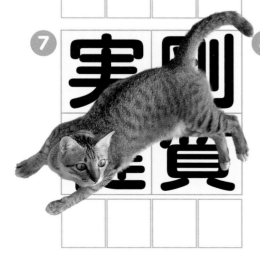

⑧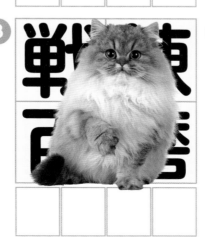

⑨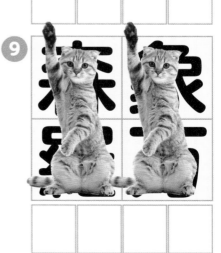

①二束三文　②異口同音　③一日千秋　④利害得失
⑤温故知新　⑥巧言令色　⑦質実剛健　⑧百戦錬磨　⑨森羅万象

解答

23

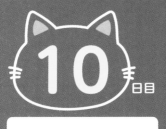
1分で挑戦にゃ！
ねこのモフモフ点つなぎ①

1の★から2の●印、3の●印というように各数字の印を順序通りに直線でつないでいくと、ねこが何を使って空を飛んでいるかがわかってきます。現れたものの名前を解答欄に書いてください。

ポイント
1から最後まで数字を見逃さないように点をつなぐさいには、注意力や集中力が鍛えられます。

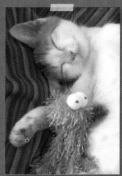

今日の日直ねこ

実施日　月　日

正答数　／1問

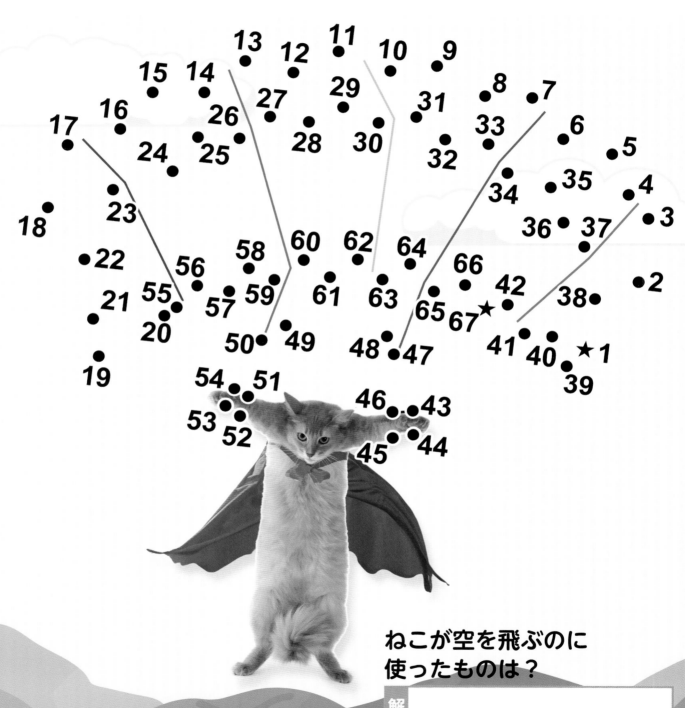

ねこが空を飛ぶのに
使ったものは？

解答

24

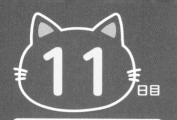

ねこで神経衰弱②

16枚の写真には2枚ずつ同じ肉球の写真が隠れており、全部で8ペアができるようになっています。どの写真がペアになるかを下の解答欄に数字で答えましょう。

ポイント

よく似たねこたちに惑わされないよう、じっくり写真を見比べましょう。注意力や集中力を鍛える訓練に役立ちます。

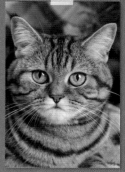

今日の日直ねこ

実施日	月 日
正答数	／8問

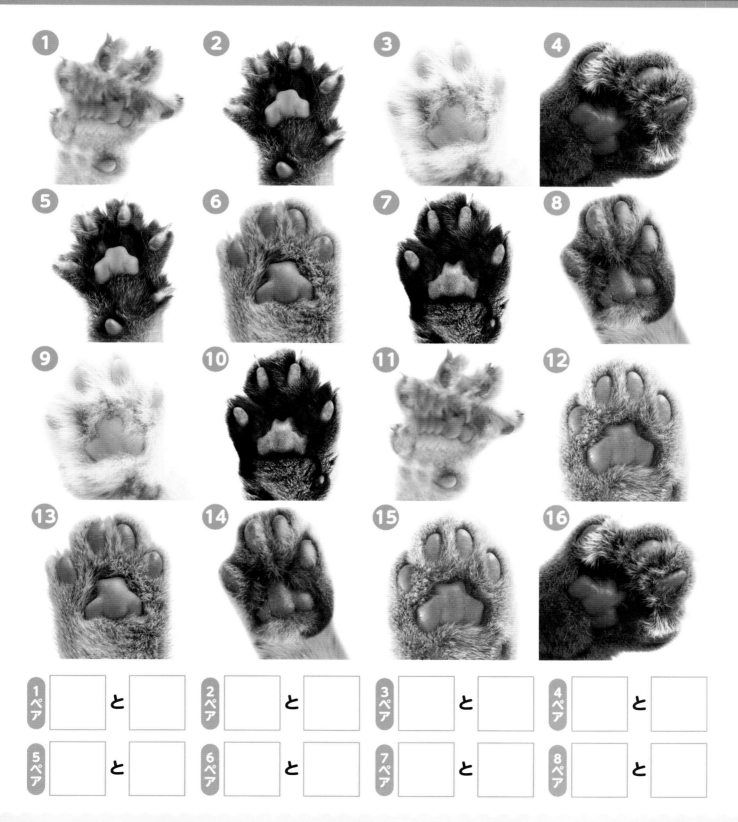

1ペア □ と □	2ペア □ と □	3ペア □ と □	4ペア □ と □
5ペア □ と □	6ペア □ と □	7ペア □ と □	8ペア □ と □

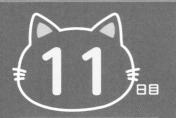

各問1分で挑戦にゃ！

ねこのかくれんぼ②

たくさんのねこたちの中に、①〜⑥のシルエット（影）と同じ形の
ねこがかくれんぼしています。探して○をつけましょう。影とねこの
大きさは同じではありません。

ポイント
影を手がかりに同じ形のねこを探しましょう。視覚を司る後頭葉を
刺激し、人の見間違いや文字の見落としを防ぐ訓練にもなります。

実施日　　月　日

正答数　／6問

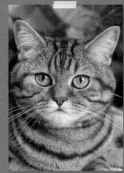

今日の日直ねこ

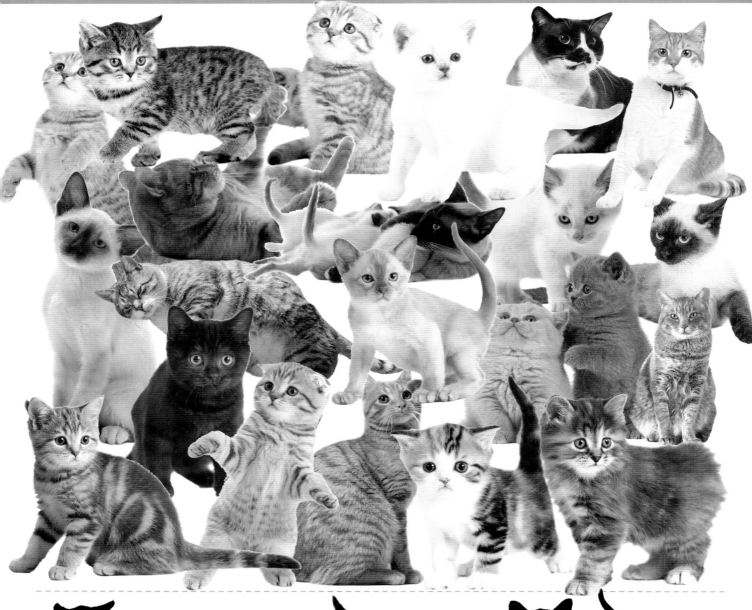

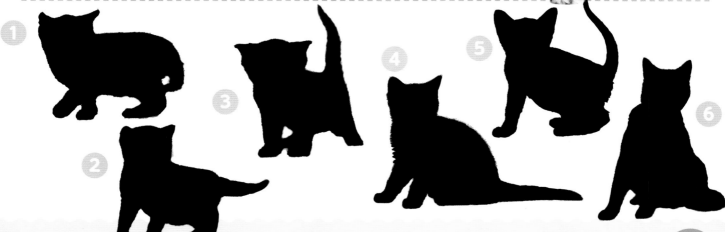

① ② ③ ④ ⑤ ⑥

70ページを見てにゃ　答え

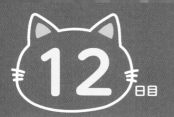

各問1分で挑戦にゃ！

ねこ並べ②

①～④の写真をよく見て、どこにどのねこがいるかを覚えてください。次のページに進み、どの場所にどのねこがいたかを、問題の空欄に記号を書き入れて答えましょう。

実施日	月 日
正答数	／4問

ポイント

ねこの表情やポーズ、体毛の特徴など、細部をよく観察して覚えることで、記憶力だけではなく注意力も養われます。

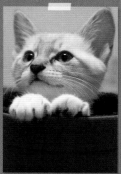

今日の日直ねこ

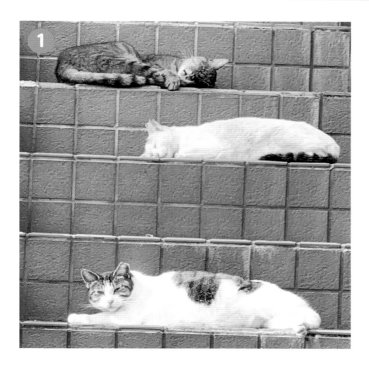

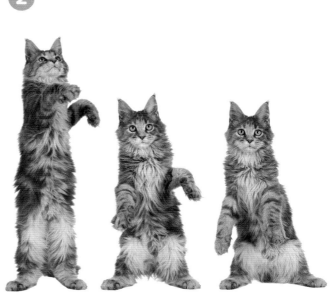

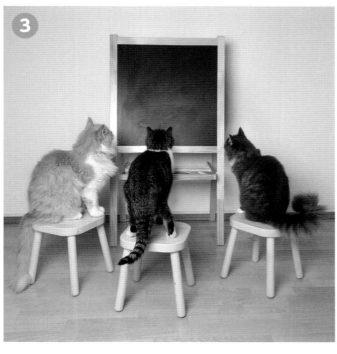

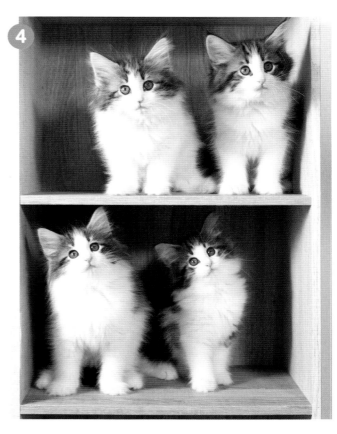

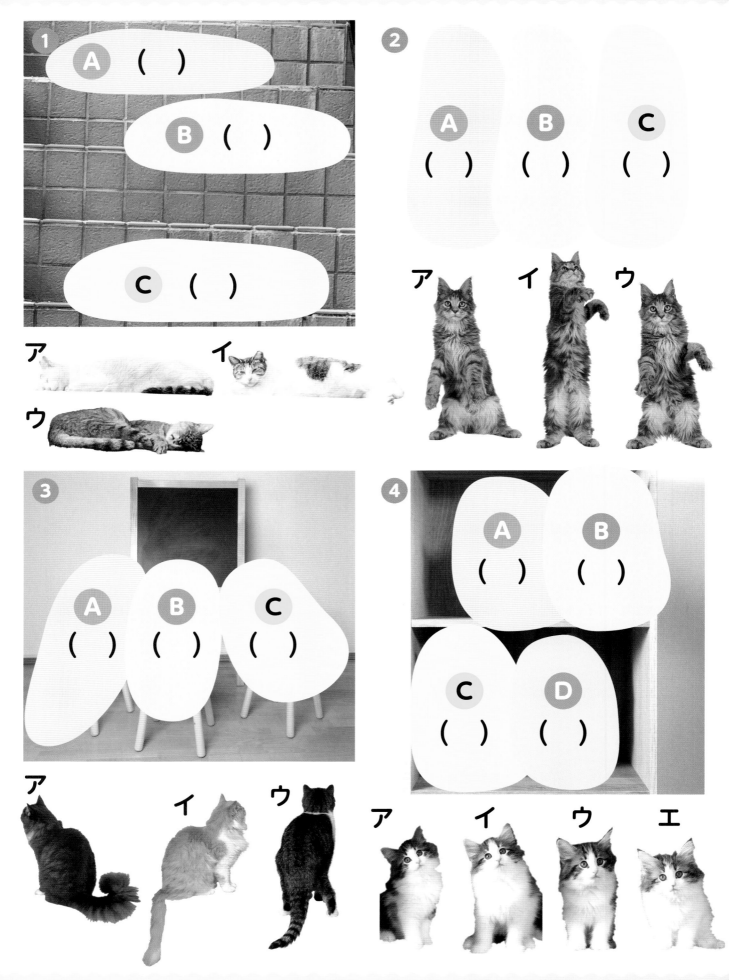

1
A ( )
B ( )
C ( )

ア イ ウ

2
A ( ) B ( ) C ( )

ア イ ウ

3
A ( ) B ( ) C ( )

ア イ ウ

4
A ( ) B ( )
C ( ) D ( )

ア イ ウ エ

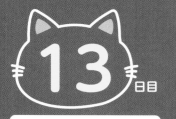
ねこのまちがいさがし②

上の「正」の写真と、下の「誤」の写真をよく見比べて、1分で5つのまちがい（相違点）を探しましょう。1分で見つけられなくても5つのまちがいをすべて見つけることをめざしてください。

ポイント

ねこ以外のところにも注目してみましょう。まちがいさがしは空間認知力や注意力などさまざまな力が強化されます。

実施日　月　日

正答数　／5問

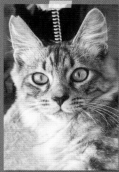

今日の日直ねこ

●まちがいは5つ。1分で探してにゃ！

正

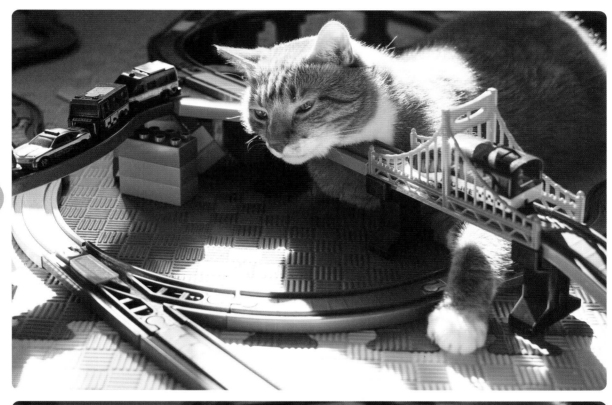

誤

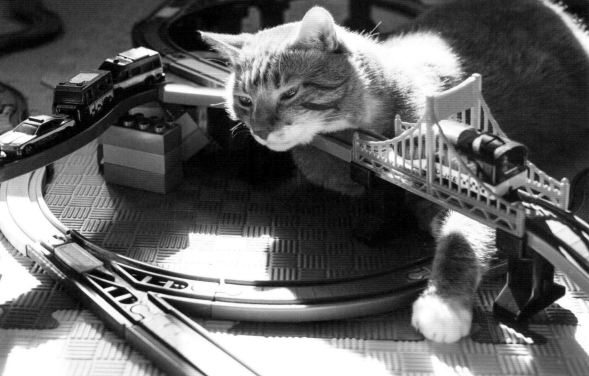

70ページを見てにゃ

13 日目

各問1分で挑戦にゃ！

にゃんこレース②

5匹または7匹のねこたちがかけっこをしました。その結果についてねこたちが説明しています。ねこたちの会話の内容から、全員の順位を推測してください。

実施日　　月　　日

正答数　／2問

ポイント
セリフで順位が特定できるねこから名前を書いていきましょう。推理力や論理力の向上に役立ちます。

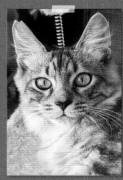

今日の日直ねこ

❶

そら：だれよりも早くゴールしたにゃ

うみ：みどりちゃんよりも遅くゴールしたにゃ

はな：わたしとだいち君はビリじゃないですにゃ

みどり：あたしとはなちゃんの順位の間に1匹いるにゃ

だいち：おれより、みどりちゃんのほうが早かったぜ

順位	1位	2位	3位	4位	5位

❷

ちゃちゃまる：こはく君より早くゴールしたにゃ！

こはく：ボクがゴールした直後にメイちゃんがゴールしたにゃ

ふく：おれっちが1位にゃ！

りん：わたしとルナの順位の間に1匹いるにゃー

メイ：ちゃちゃまる君より下の順位にゃ

ルナ：わたくしの直前にちゃちゃまるさんがゴールしましたわ

レオ：こはくの順位より2つ上にゃ

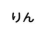

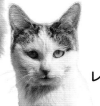

順位	1位	2位	3位	4位	5位	6位	7位

解答　❶1位そら、2位うみ、3位だいち、4位はな、5位みどり
❷1位ふく、2位ちゃちゃまる、3位メイ、4位レオ、5位りん、6位こはく、7位メイ

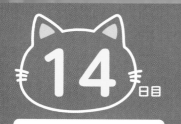
1分で挑戦にゃ！
ねこの自己紹介クイズ②

2匹のねこの学生証があります。1分で顔や紹介文などできるだけ多くの情報を記憶したら、次の♂の問題に進み、各問の正しい選択肢を㋐または㋑で答えましょう。

ポイント
いろいろな観点から記憶した写真・文字の情報を、問題の条件に合わせて思い出す「短期記憶→想起」のトレーニングです。

実施日	月　日
正答数	／8問

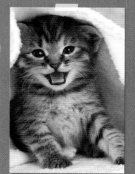

今日の日直ねこ

● 2匹の学生証の内容を1分で記憶したら次のページの問題を解いてにゃ

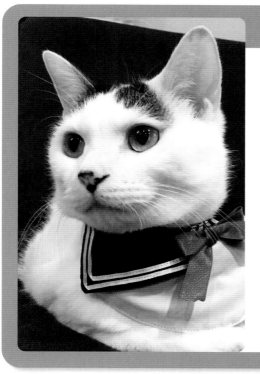

学 生 証

クラス	1年1組
氏　名	**ちび子**
部　活	バレー部
誕生日	5月5日
備　考	自転車通学

上記の者は本学の学生であることを証明する

私立ねこ学園高等学校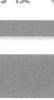

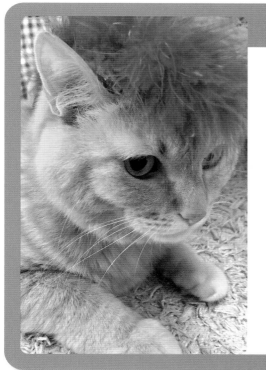

学 生 証

クラス	2年3組
氏　名	**かえで**
部　活	バスケットボール部
誕生日	2月3日
備　考	無遅刻無欠席

上記の者は本学の学生であることを証明する

私立ねこ学園高等学校

● 前のページの内容を思い出しながら下の問題に㋐または㋑で答えてにゃ

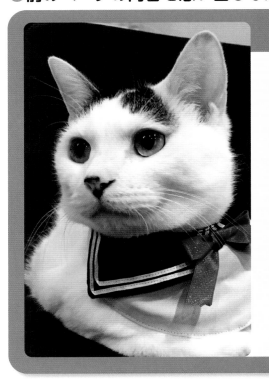

学生証

クラス	❶	㋐1年1組　㋑3年3組
氏　名	❷	㋐たま子　㋑ちび子
部　活		バレー部
誕生日	❸	㋐5月5日㋑11月11日
備　考		自転車通学

上記の者は本学の学生であることを証明する

私立ねこ学園高等学校 ？

❹ 校章の肉球は
　㋐ピンク色　㋑赤色

❺ 写真のねこの髪色は
　㋐ピンク　㋑紫色

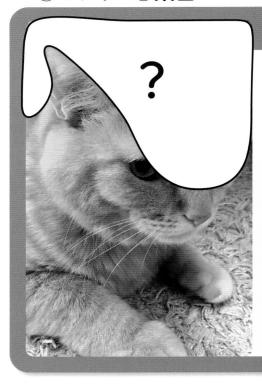

？

学生証

クラス		2年3組
氏　名	❻	㋐かえで　㋑わかば
部　活	❼	㋐ボクシング部 ㋑バスケットボール部
誕生日		2月3日
備　考	❽	㋐無遅刻無欠席 ㋑成績優秀

上記の者は本学の学生であることを証明する

私立ねこ学園高等学校

解答欄　❶（　　　）❷（　　　）❸（　　　）❹（　　　）
　　　　❺（　　　）❻（　　　）❼（　　　）❽（　　　）

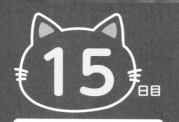

各問1分で挑戦にゃ！

ねこ踏んじゃだめ迷路②

スタートからすべてのマスを1回だけ通って、ゴールをめざします。各マスは上下左右に移動ができますが、斜めには進めません。また、ねこがいるマスは通ってはいけません。

ポイント

ねこのいるマスを避けて迷路を解くことで、思考力・集中力・注意力が強まります。

実施日　　月　　日

正答数　／4問

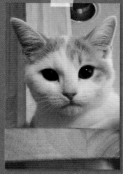

今日の日直ねこ

❶

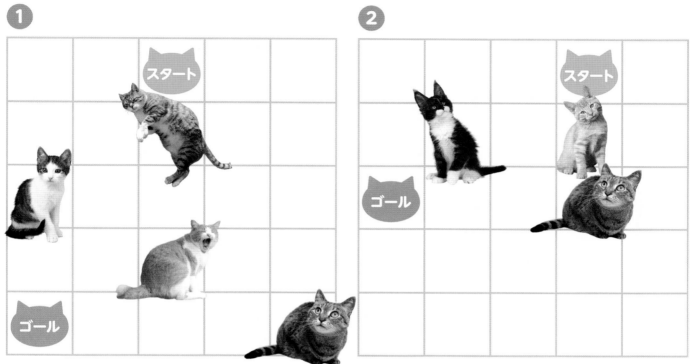

❷

❸

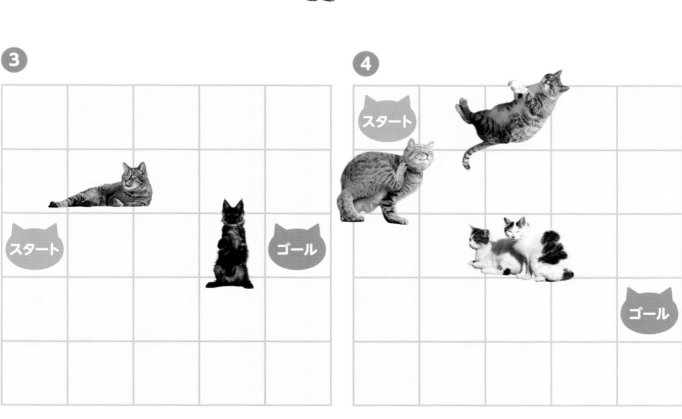

❹

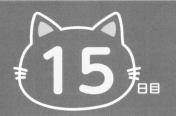

実施日　　月　　日

正答数　／ **4問**

1分で挑戦にゃ！
潜伏ねこ探し②

①〜④の写真の中では、ねこが暗がりや物影などにこっそり隠れています。隠れているねこを1分で探して○をつけてください。解答は70㌻にあります。

ポイント
実際に外でねこたちを探すような気持ちで観察してみましょう。見つけた瞬間のひらめきで脳全体がパッと活性化されます。

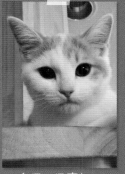

今日の日直ねこ

①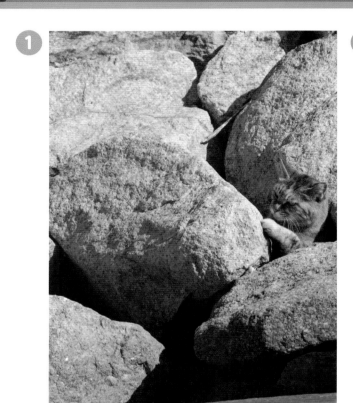

②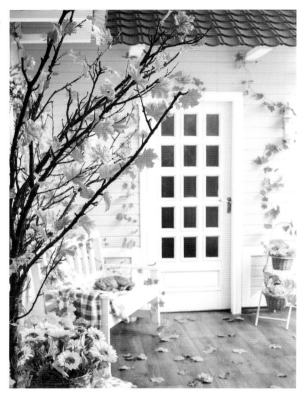

③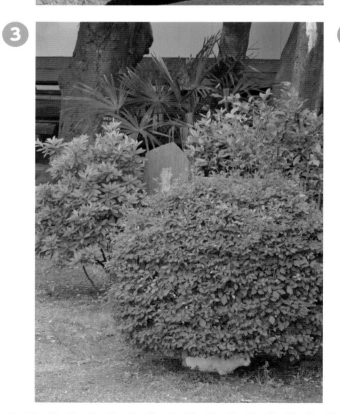

④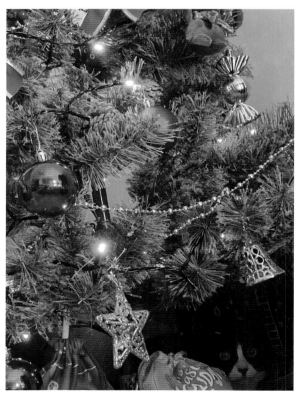

70ページを見てにゃ

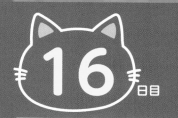
各問1分で挑戦にゃ！

ねこの短期記憶まちがいさがし②

このページの正の写真を1分よく見て、できるだけ多くの情報を記憶してください。記憶し終わったら、次のページの誤の写真を見て、異なっているところを3つ探しましょう。①、②は別々に解いてください。

ポイント

写真に写っているものの状態（色、位置、数など）をできるだけ具体的な言葉にして覚えるのがコツです。

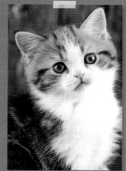

今日の日直ねこ

実施日　　月　日

正答数　／6問

① 右の写真を1分で覚えたら、次のページの問題に答えてにゃ

正の写真

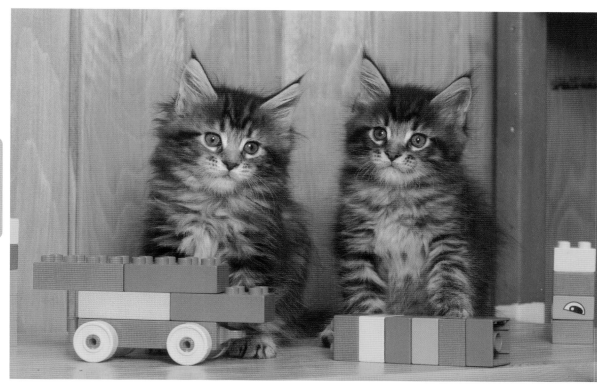

② 右の写真を1分で覚えたら、次のページの問題に答えてにゃ

正の写真

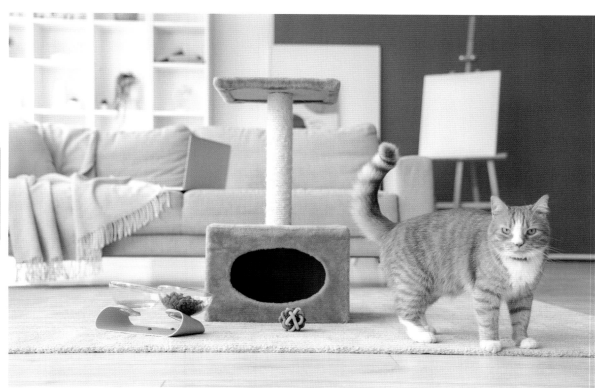

① 前のページの写真を思い出しながら、異なる場所を3つ探して○で囲むにゃ

誤の写真

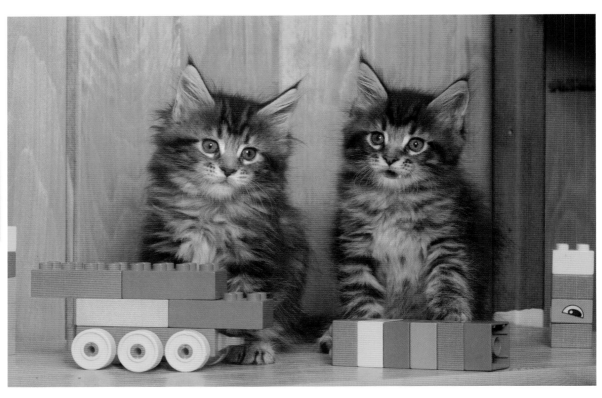

② 前のページの写真を思い出しながら、異なる場所を3つ探して○で囲むにゃ

誤の写真

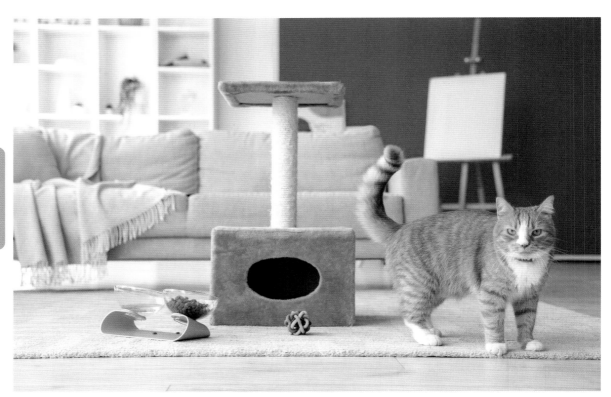

70ページを見てにゃ

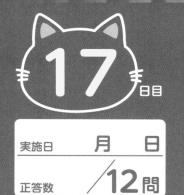

各問1分で挑戦にゃ！

ことわざにゃおし②

日常でよく使われることわざや慣用句の文字が、ねこのいたずらで、各問1字ずつ「猫」に変わってしまいました。もとの漢字がなんだったかを答えの欄に書いてください。

実施日　　月　　日

正答数　／12問

ポイント
どこかで見聞きしたことわざや慣用句を正しく思い出し漢字を直すことで、記憶力のうち想起する力がアップします。

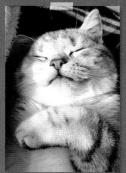

今日の日直ねこ

① 後は野となれ猫となれ　答え

② 逃がした猫は大きい　答え

③ 年寄りの冷や猫　答え

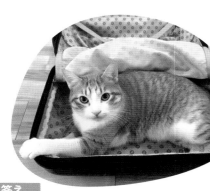

④ かわいい猫には旅をさせよ　答え

⑤ 弘法にも猫の誤り　答え

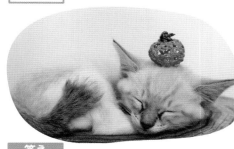

⑥ 触らぬ猫に祟りなし　答え

⑦ 猫と正月が一緒に来たよう　答え

⑧ 猫に交われば赤くなる　答え

⑨ 前門の虎、後門の猫　答え

⑩ 縁の下の猫持ち　答え

⑪ 犬猫の仲　答え

⑫ 一年の猫は元旦にあり　答え

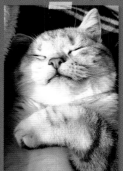

17日目

各問1分で挑戦にゃ！

ねこじゃらしパズル②

ねこじゃらしを1本だけ動かして計算式として成り立つようにしてください。使える式は足し算と引き算のみで、＝の部分のねこじゃらしは動かせません。

ポイント
動かせるねこじゃらしを考えているときには、発想力やひらめき力が養われます。

実施日　月　日

正答数　／4問

今日の日直ねこ

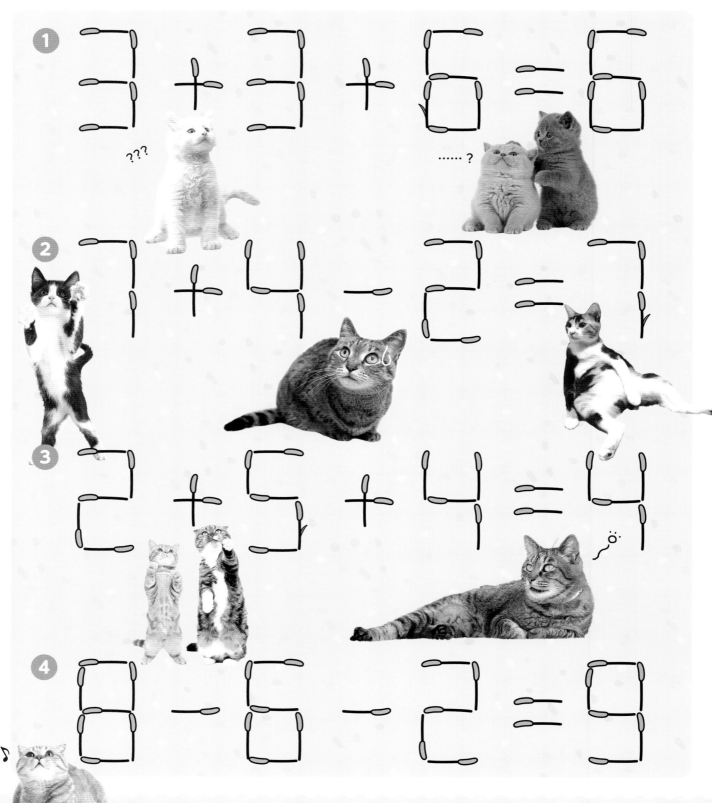

① 3 + 3 + 6 = 6

② 7 + 4 - 2 = 7

③ 2 + 5 + 4 = 4

④ 8 - 6 - 2 = 9

38

70ページを見てにゃ

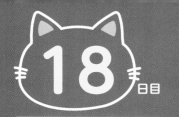

にゃんこモンタージュ②

各問1分で挑戦にゃ！

18日目

写真の①〜③は縦に4等分、④〜⑥は横に4等分にして、バラバラに並べ替えたものです。ア〜エのピースを、①〜③は左から、④〜⑥は上から順に正しく並べ替えて答えてください。

実施日	月　日
正答数	／6問

ポイント

もとの正しい写真をイメージしながらピースを入れ替えましょう。認識力や直観力が鍛えられます。

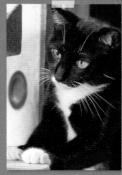

今日の日直ねこ

① ア　イ　ウ　エ

答え　左から並べる □ □ □ □

② ア　イ　ウ　エ

答え　左から並べる □ □ □ □

③ ア　イ　ウ　エ

答え　左から並べる □ □ □ □

④ ア　イ　ウ　エ

答え　上から並べる □ □ □ □

⑤ ア　イ　ウ　エ

答え　上から並べる □ □ □ □

⑥ ア　イ　ウ　エ

答え　上から並べる □ □ □ □

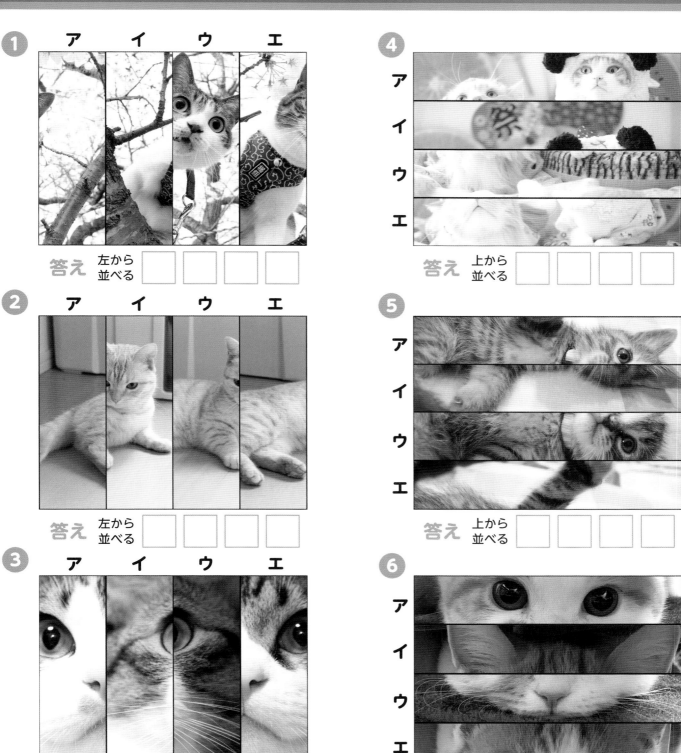

※70㌻で問題のプロの写真を確認できます

①イ→ウ→ア→エ、②ア→ウ→イ→エ、③イ→ウ→ア→エ、④イ→ア→ウ→エ、⑤ウ→イ→ア→エ、⑥イ→ア→ウ→エ

解答

39

18日目

1分で挑戦にゃ！

ねこのかにゃひろい音読②

夏目漱石の「吾輩は猫である」の文章がひらがなで書かれています。約1分で音読しながら文章の中に「にゃ」が何回出てくるか数えてください。

ポイント
文章を読む、話を理解する、文字を探すなど複数の作業を同時に行うため、脳の司令塔である前頭前野の活性化が期待できます。

実施日　　月　　日

正答数　　／1問

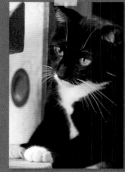

今日の日直ねこ

●下の文章を約1分で音読しながら「にゃ」が何回出てきたかを数えてにゃ

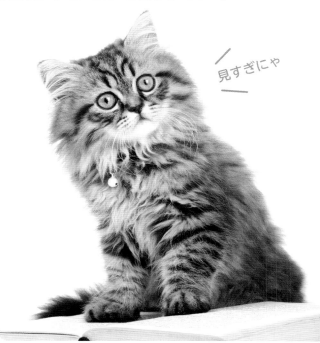

見すぎにゃ

　わがはいはしんねんらいたしょうゆうめいににゃったので、ねこにゃがらちょっとはにゃがたかくかんぜらるるのはありがたい。がんちょうそうそうしゅじんのもとへいちまいのえはがきがきた。これはかれのこうゆうぼう※がかからのねんしじょうであるが、じょうぶをあか、かぶをふかみどりでぬって、そのまんにゃかにひとつのどうぶつがうずくまっているところをぱすてるでかいてある。

　しゅじんはれいのしょさいでこのえを、よこからみたり、たてからにゃがめたりして、うまいいろだにゃという。すでにいちおうかんぷくしたものだから、もうやめにするかとおもうとやはりよこからみたり、たてからみたりしている。

出典：青空文庫 夏目漱石「吾輩は猫である」を改変

上の文章に「にゃ」は何回出てきたでしょう？

※こうゆうぼうがか＝交友某画家

19日目

実施日	月	日
正答数		/1問

1分で挑戦にゃ！

ねこのモフモフ迷路①

ねこの体をモフモフする気持ちで行う迷路です。スタートからゴールをめざして進んでください。ゴールまでの道は１本道になっています。

ポイント

ゴールまでの道を探すさいは集中力や空間認知力が磨かれます。行き止まりになったときはもとに戻って進みましょう。

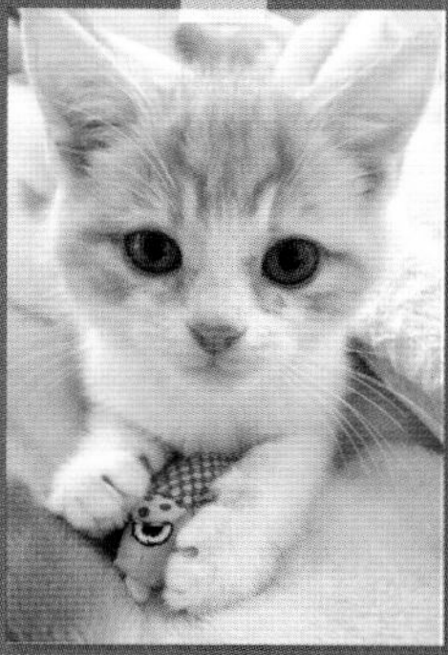
今日の日直ねこ

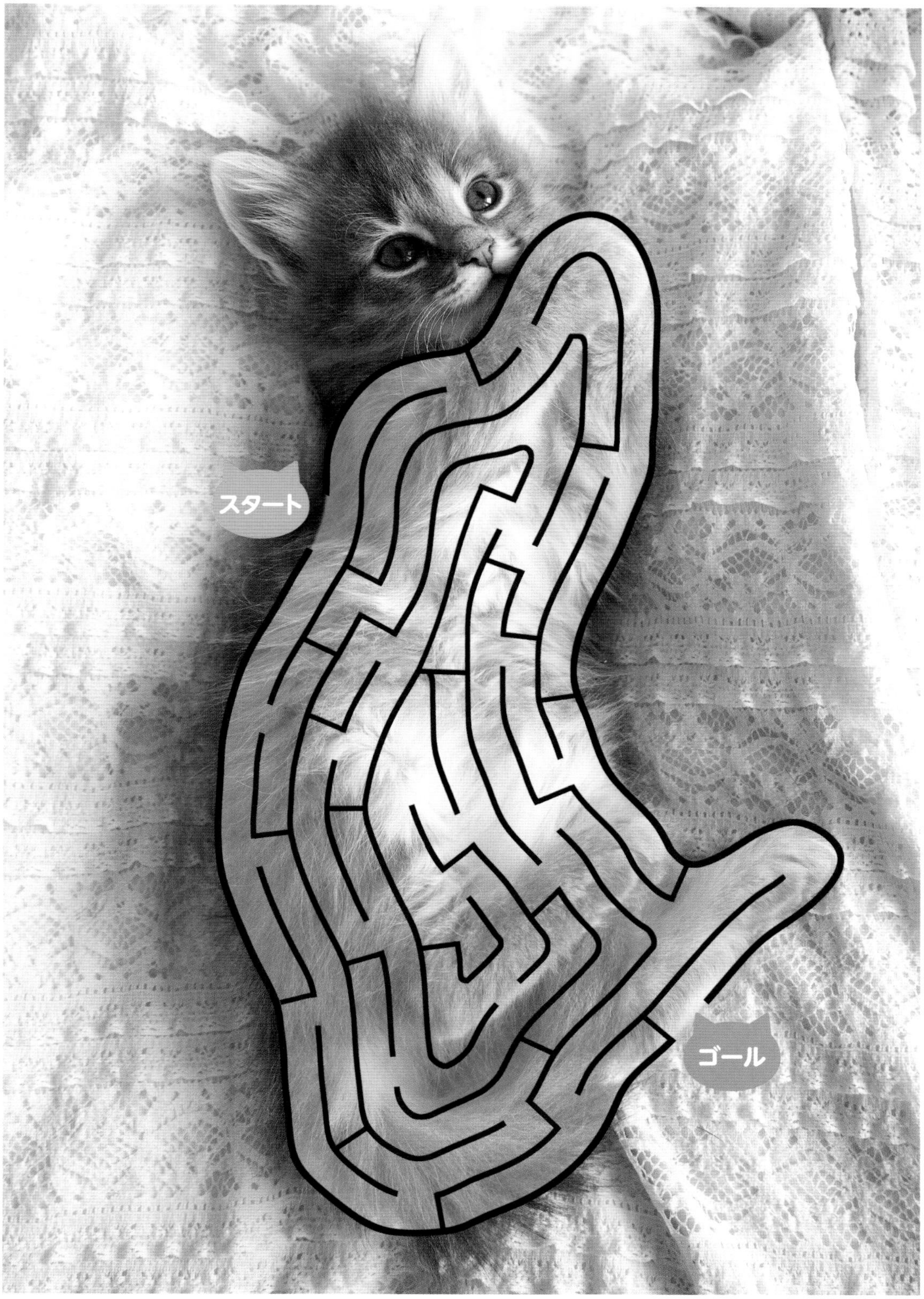

70ページを見てにゃ 答え

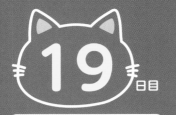
ねこ計算①

各問1分で挑戦にゃ！

ページ上部に4種のねこの顔がバラバラに並んでいるので、まず、それぞれの顔がいくつあるかを数えて覚えます。次に、下部の①～⑧の計算問題を解いてください。そのさい、計算式のねこの顔に上部のねこの顔の数を当てはめながら計算を解きましょう。

実施日　　月　　日
正答数　　／8問

ポイント
ねこの顔がそれぞれいくつあるか、メモを取らずに記憶を保持したまま計算を解くことで、記憶保持力が鍛えられます。

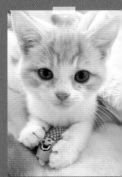
今日の日直ねこ

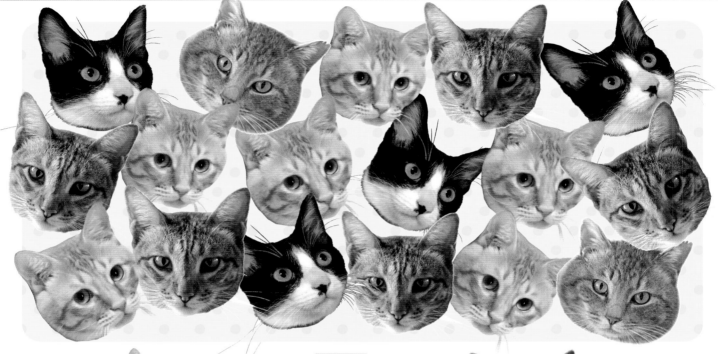

❶ 3 + 🐱 − 1 + 7 = ☐

❷ 1 + 7 + 🐱 + 8 = ☐

❸ 🐱 − 3 + 🐱 − 2 = ☐

❹ 7 − 🐱 + 3 − 🐱 = ☐

❺ 8 + 🐱 + 🐱 − 3 + 7 = ☐

❻ 9 − 🐱 + 8 − 🐱 + 3 = ☐

❼ 🐱 + 1 + 🐱 − 8 + 🐱 + 7 = ☐

❽ 9 + 🐱 − 🐱 − 3 + 🐱 − 8 = ☐

できるかにゃ？

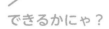

混乱するにゃ～

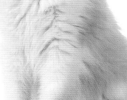

解答 ❶15 ❷18 ❸4 ❹2 ❺21 ❻12 ❼11 ❽7

20日目

各問1分で挑戦にゃ！

ねこがいっぱい四字熟語②

四字熟語の漢字が4個バラバラに並んでいて、その上にねこたちがおじゃまをしにきました。見えない部分を推測してどんな四字熟語が隠れているか答えてください。ヒントは解答に使用する漢字です。

ポイント
ねこに隠されてしまった漢字の一部から全体を推測するさいに、脳のイメージ力や想起力が身につきます。

実施日	月 日
正答数	/9問

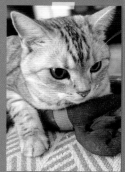

今日の日直ねこ

ヒント

大	完	出	頭	神	越	一	男	無	無	壮	縦	風	断	低	若	欠	同
馬	両	舟	身	鬼	語	耳	横	尽	老	刀	女	東	平	全	没	言	呉

①
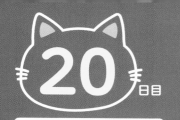

②
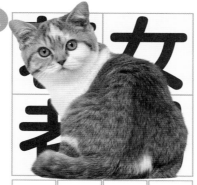

③
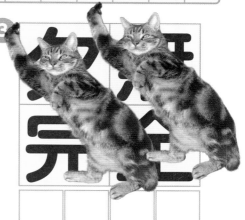

④
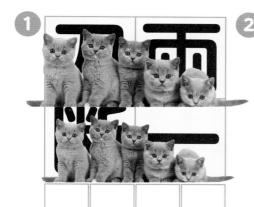

⑤
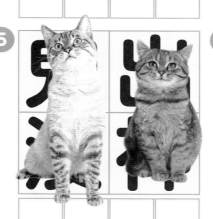

⑥
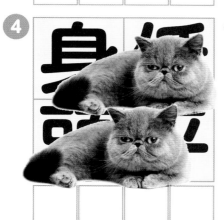

⑦
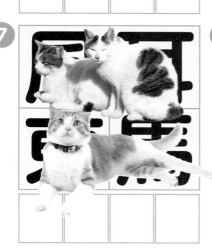

⑧
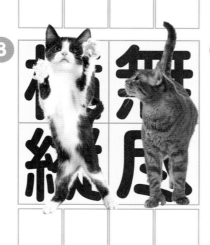

⑨
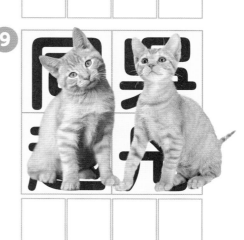

20日目

1分で挑戦にゃ！

ねこのモフモフ点つなぎ②

1の★から2の●印、3の●印というように各数字の印を順序どおりに直線でつないでいくと、ねこがおねだりしているものがわかってきます。現れたものの名前を解答欄に書いてください。

ポイント
1から最後まで数字を見逃さないように点をつなぐさいには、注意力や集中力が鍛えられます。

実施日　　月　　日

正答数　　／1問

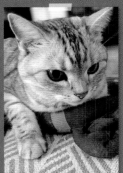

今日の日直ねこ

ねこたちが欲しいものは？

解答

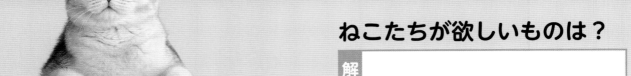

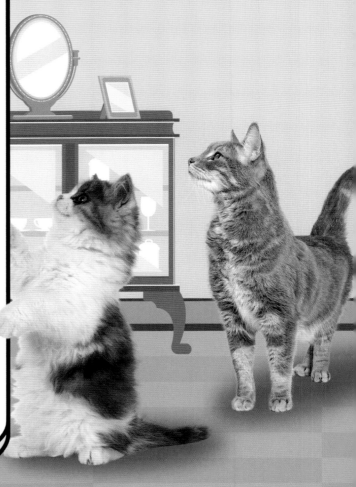

1分で挑戦にゃ！

ねこで神経衰弱③

16枚の写真には2枚ずつ同じシッポの写真が隠れており、全部で8ペアができるようになっています。どの写真がペアになるかを下の解答欄に数字で答えましょう。

ポイント

よく似たねこたちに惑わされないよう、じっくり写真を見比べましょう。注意力や集中力を鍛える訓練に役立ちます。

実施日　月　日

正答数　／8問

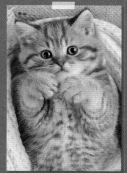

今日の日直ねこ

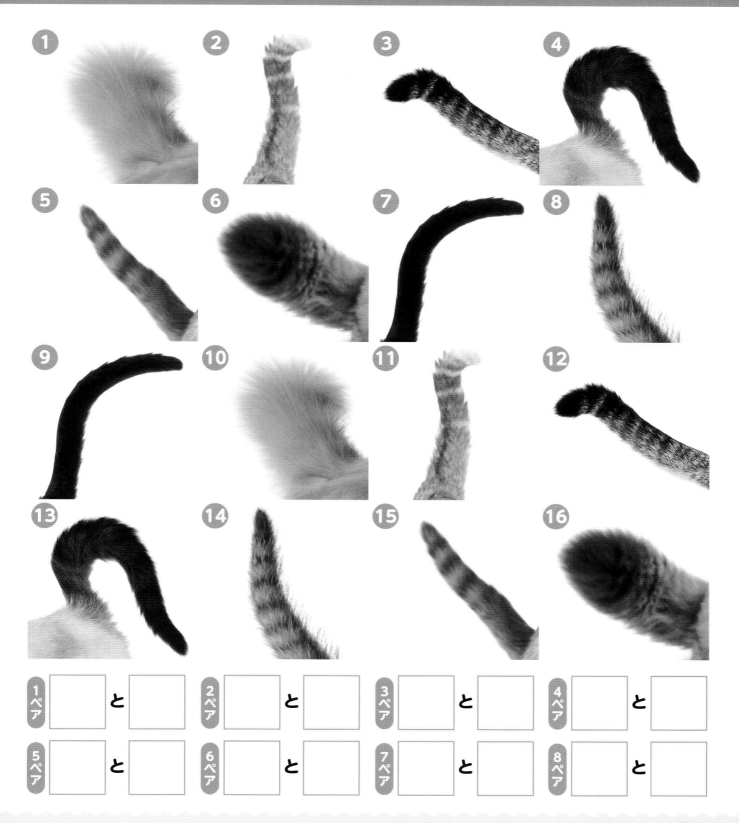

1ペア		と	
2ペア		と	
3ペア		と	
4ペア		と	
5ペア		と	
6ペア		と	
7ペア		と	
8ペア		と	

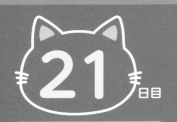

21日目

実施日　月　日

正答数　／6問

各問1分で挑戦にゃ！

ねこのかくれんぼ③

たくさんのねこたちの中に、①～⑥のシルエット（影）と同じ形の
ねこがかくれんぼしています。探して○をつけましょう。影とねこの
大きさは同じではありません。

ポイント

影を手がかりに同じ形のねこを探しましょう。視覚を司る後頭葉を
刺激し、人の見間違いや文字の見落としを防ぐ訓練にもなります。

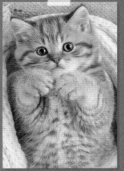

今日の日直ねこ

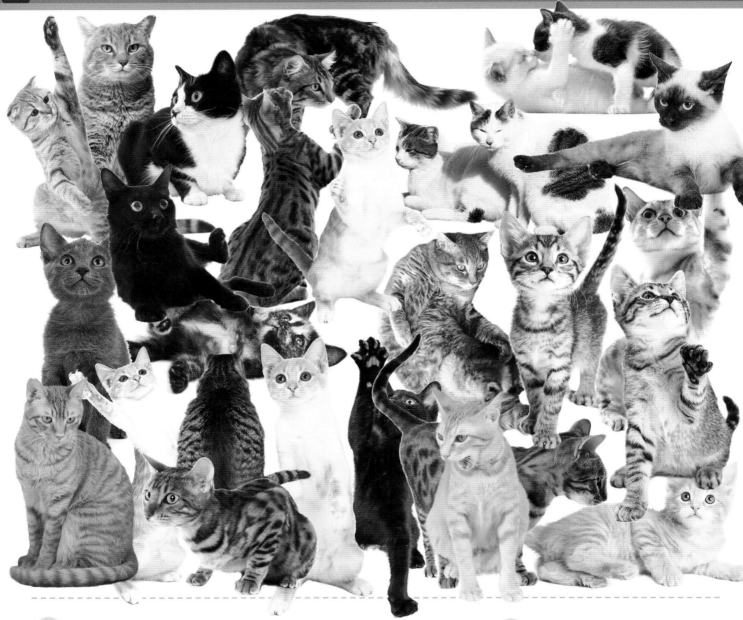

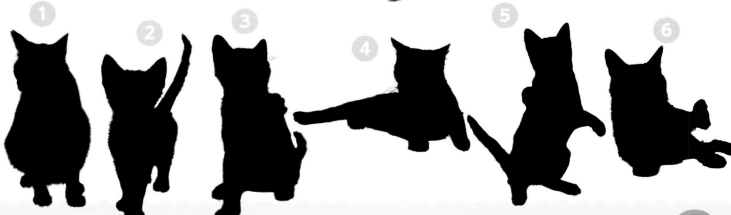

46

71ページを見てにゃ

22 日目

各問1分で挑戦にゃ！
ねこ並べ ③

①〜④の写真をよく見て、どこにどのねこがいるかを覚えてください。次のページに進み、どの場所にどのねこがいたかを、問題の空欄に記号を書き入れて答えましょう。

ポイント

ねこの表情やポーズ、体毛の特徴など、細部をよく観察して覚えることで、記憶力だけではなく注意力も養われます。

実施日	月 日
正答数	/4問

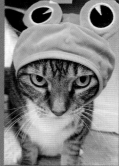

今日の日直ねこ

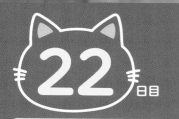

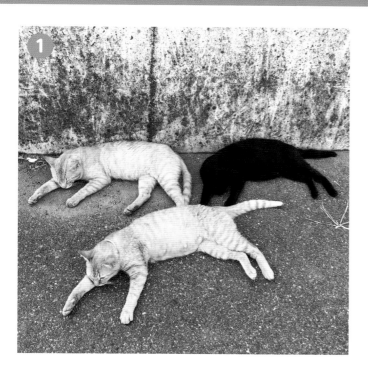

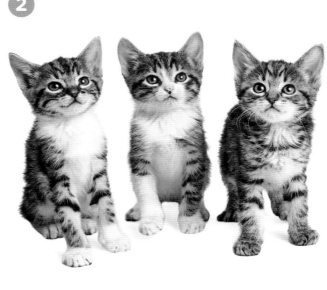

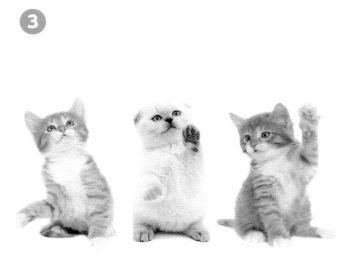

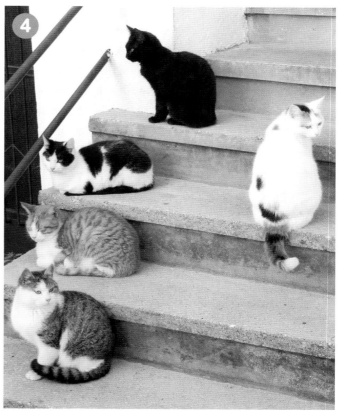

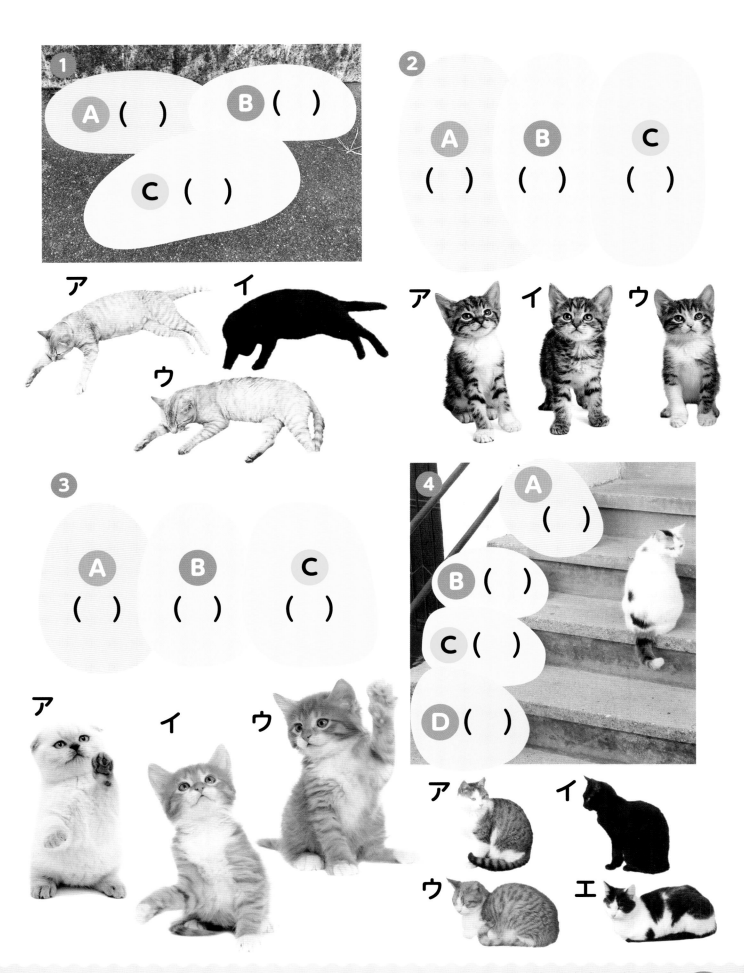

1

A ( )　B ( )
C ( )

ア　イ　ウ

2

A ( )　B ( )　C ( )

ア　イ　ウ

3

A ( )　B ( )　C ( )

ア　イ　ウ

4

A ( )
B ( )
C ( )
D ( )

ア　イ
ウ　エ

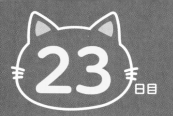

ねこのまちがいさがし③

上の「正」の写真と、下の「誤」の写真をよく見比べて、1分で5つのまちがい（相違点）を探しましょう。1分で見つけられなくても5つのまちがいをすべて見つけることをめざしてください。

実施日	月 日
正答数	/5問

ポイント

ねこ以外のところにも注目してみましょう。まちがいさがしは空間認知力や注意力などさまざまな力が強化されます。

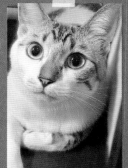

今日の日直ねこ

● まちがいは5つ。1分で探してにゃ！

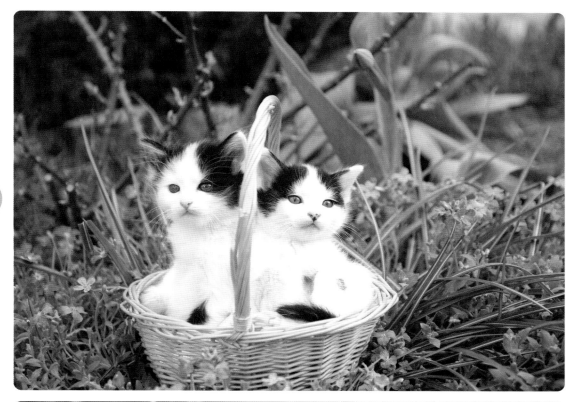

正

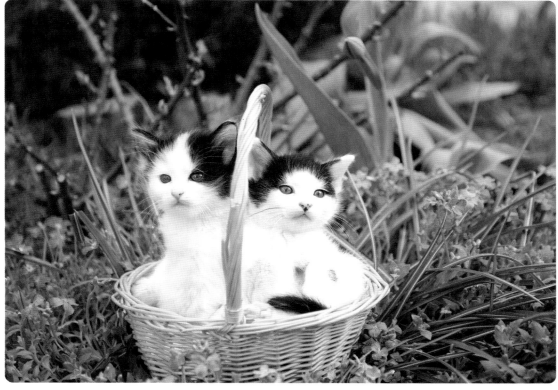

誤

71ページを見てにゃ

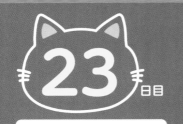

各問1分で挑戦にゃ！

にゃんこレース③

5匹または7匹のねこたちがかけっこをしました。その結果についてねこたちが説明しています。ねこたちの会話の内容から、全員の順位を推測してください。

実施日	月　　日
正答数	／2問

ポイント
セリフで順位が特定できるねこから名前を書いていきましょう。推理力や論理力の向上に役立ちます。

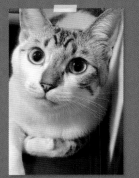
今日の日直ねこ

---

①

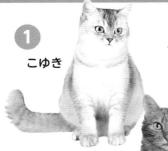

こゆき

ななみ

さくら

> さくらちゃんより早かったにゃ。やったにゃ！

> ここなちゃんより先にゴールしたにゃ

> わたしとななみさんの順位の間に1匹いますにゃ

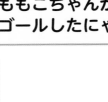
ここな

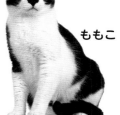
ももこ

> わたしのすぐあとに、ももこちゃんがゴールしたにゃ

> わたしがいちばん遅かったにゃ。次がんばるにゃ

順位	1位	2位	3位	4位	5位

---

②

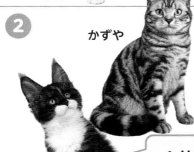

かずや

ひろし

まさき

のりゆき

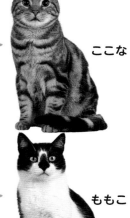
ひかる

けん

こうき

> ボクとこうきの順位の間に1匹いるにゃ

> 1位取れなかったにゃ

> ボクはこうき君より2つ順位が上にゃ

> ボクがゴールした直後にかずや君がゴールしましたにゃ

> おれはまさきより早くゴールしたぜ！

> かずやより遅くゴールしたにゃ

> ボクは1位でもビリでもない4位にゃ

順位	1位	2位	3位	4位	5位	6位	7位

解答
① 1位ななみ、2位さくら、3位こゆき、4位ここな、5位ももこ
② 1位のりゆき、2位かずや、3位ひろし、4位こうき、5位のりゆき、6位ももこ、7位けん

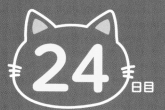

24日目

1分で挑戦にゃ！
ねこの自己紹介クイズ③
4匹のねこの選挙ポスターがあります。1分で顔や紹介文などできるだけ多くの情報を記憶したら、次のページの問題に進み、各問の正しい選択肢を⑦または⑦で答えましょう。

実施日　　月　　日

正答数　／8問

ポイント
いろいろな観点から記憶した写真・文字の情報を、問題の条件に合わせて思い出す「短期記憶→想起」のトレーニングです。

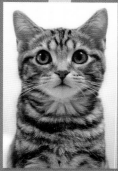
今日の日直ねこ

●4匹の選挙ポスターの内容を1分で記憶したら次のページの問題を解いてにゃ

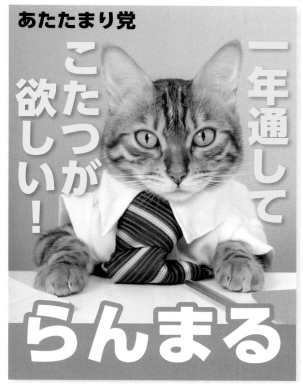

あたたまり党

一年通して

こたつが欲しい！

らんまる

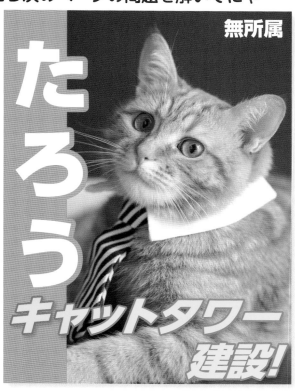

無所属

たろう

キャットタワー建設！

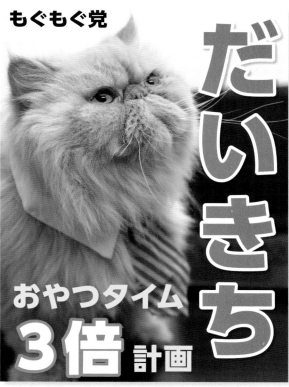

もぐもぐ党

だいきち

おやつタイム

3倍 計画

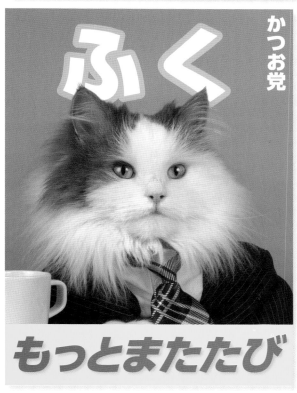

かつお党

ふく

もっとまたたび

●前のページの内容を思い出しながら下の問題に⑦または⑦で答えてにゃ

② 政党は
⑦ あたたまり党　⑦ ぬくぬく党

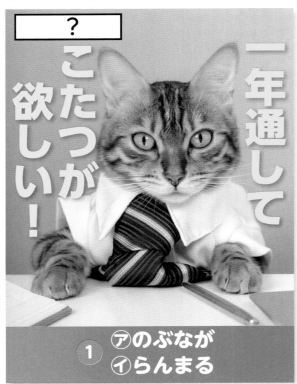

？

一年通して
こたつが
欲しい！

① ⑦ のぶなが
　 ⑦ らんまる

③ 政党は
⑦ かつお党　⑦ 無所属

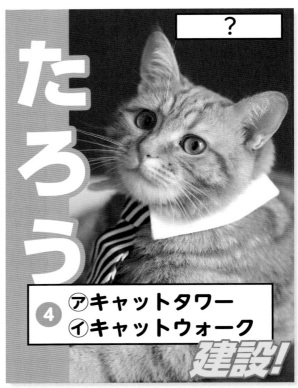

？

たろう

④ ⑦ キャットタワー
　 ⑦ キャットウォーク

建設！

⑥ ねこのネクタイは
⑦ 黒色
⑦ 青色

もぐもぐ党

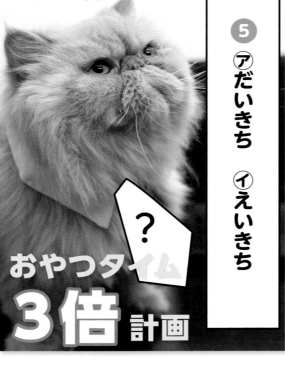

？

おやつタイム
3倍計画

⑤ ⑦ だいきち
　 ⑦ えいきち

⑦ ⑦ ふく　⑦ ぷく

かつお党

もっと

⑧ ⑦ かりかり
　 ⑦ またたび

解答欄
① (　　　)　② (　　　)　③ (　　　)　④ (　　　)
⑤ (　　　)　⑥ (　　　)　⑦ (　　　)　⑧ (　　　)

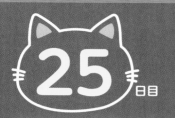

25 日目

1分で挑戦にゃ！
ねこのモフモフ迷路②

ねこの体をモフモフする気持ちで行う迷路です。スタートからゴールをめざして進んでください。ゴールまでの道は1本道になっています。

実施日　月　日

正答数　／1問

ポイント
ゴールまでの道を探すさいは集中力や空間認知力が磨かれます。行き止まりになったときはもとに戻って進みましょう。

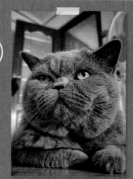

今日の日直ねこ

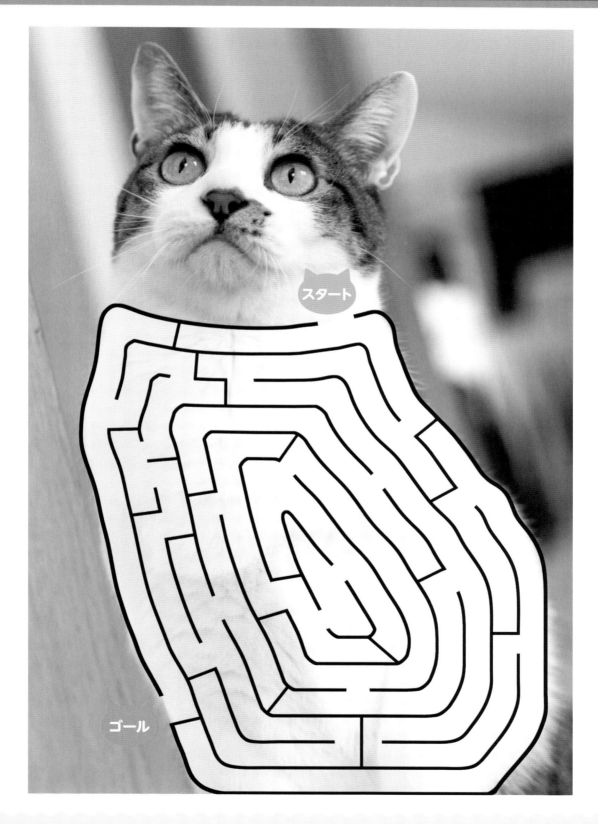

スタート

ゴール

71ページを見てにゃ

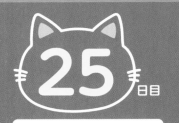

25 日目

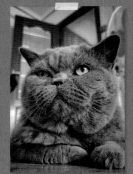

1分で挑戦にゃ！

潜伏ねこ探し③

①〜④の写真の中では、ねこが暗がりや物影などにこっそり隠れています。隠れているねこを1分で探して○をつけてください。解答は71ジにあります。

実施日　　月　日

正答数　／**4**問

ポイント
実際に外でねこたちを探すような気持ちで観察してみましょう。見つけた瞬間のひらめきで脳全体がパッと活性化されます。

今日の日直ねこ

①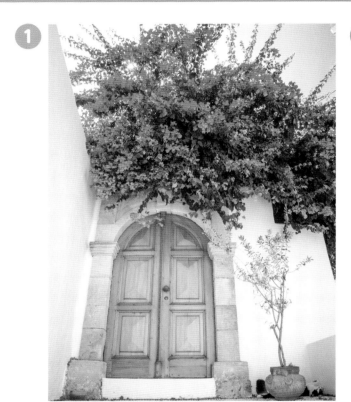

②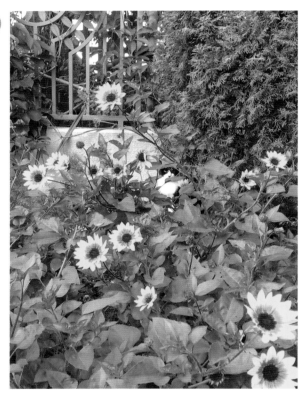

③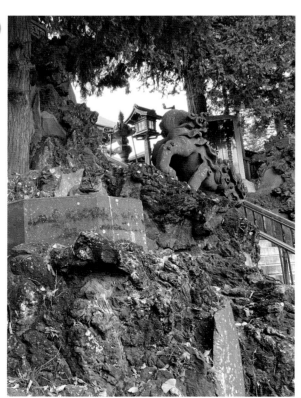

④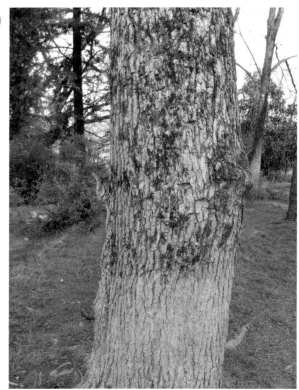

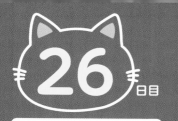
各問1分で挑戦にゃ！

ねこの短期記憶まちがいさがし③

この๑゚の正の写真を1分よく見て、できるだけ多くの情報を記憶してください。記憶し終わったら、次の๑゚の誤の写真を見て、異なっているところを3つ探しましょう。①、②は別々に解いてください。

ポイント
写真に写っているものの状態（色、位置、数など）をできるだけ具体的な言葉にして覚えるのがコツです。

実施日　月　日

正答数　／6問

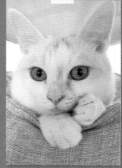

今日の日直ねこ

1

右の写真を1分で覚えたら、次のページの問題に答えてにゃ

正の写真

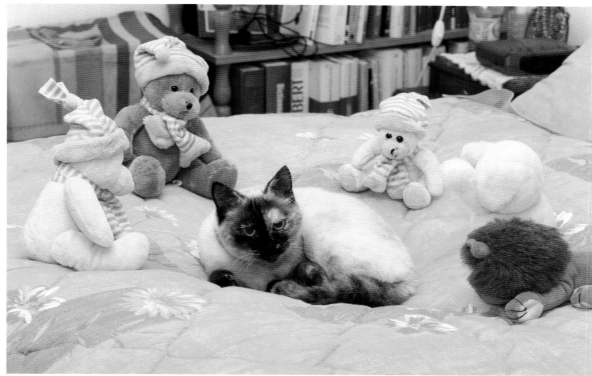

2

右の写真を1分で覚えたら、次のページの問題に答えてにゃ

正の写真

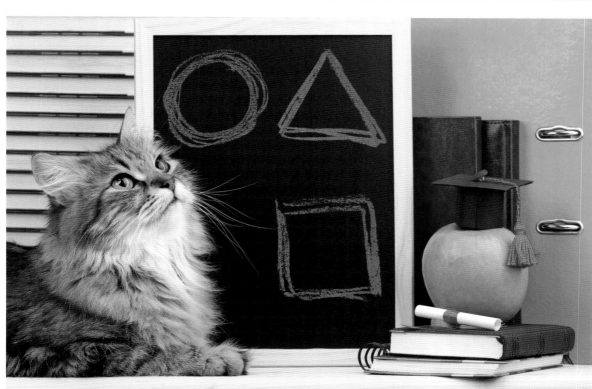

1 前のページの写真を思い出しながら、異なる場所を3つ探して○で囲むにゃ

誤の写真

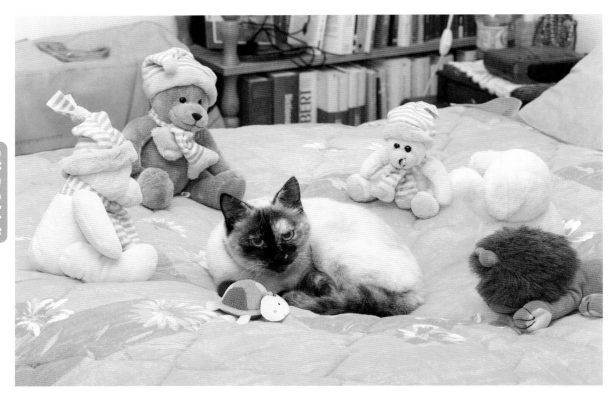

2 前のページの写真を思い出しながら、異なる場所を3つ探して○で囲むにゃ

誤の写真

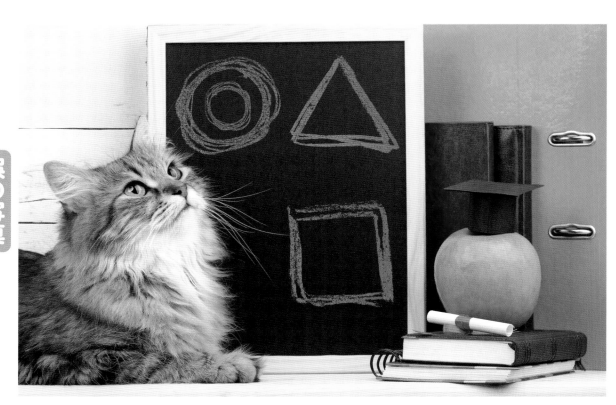

71ページを見てにゃ

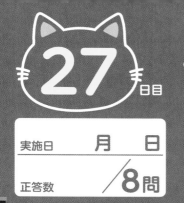

ニャーチェの名言クイズ

思想家・ニーチェが遺した名言の一部を、賢いねこのニャーチェが「ねこ」に書き換えてしまいました。もともとニーチェがなんといっていたかをⒶ～Ⓒから選んで答えましょう。

実施日	月 日
正答数	／8問

ポイント
聞き覚えのある言葉を正しく思い出す想起力の訓練です。初めて聞く言葉も文脈から推察して考えてみましょう。

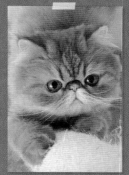
今日の日直ねこ

❶「ねこなしには生は誤謬となろう」　Ⓐ娯楽　Ⓑ音楽　Ⓒ芸術
※下記参照（ごびゅう）

❷「長い間、ねこをのぞきこんでいると、
ねこもまた、君をのぞきこむ」　Ⓐ深淵（しんえん）　Ⓑ穴蔵　Ⓒ暗闇

❸「樹木にとって最も大切なものは何かと問うたら、
それは果実だと誰もが答えるだろう。
しかし実際にはねこなのだ」　Ⓐ水　Ⓑ種　Ⓒ光

❹「愛の不足ではなく、ねこの不足が不幸な
結婚生活を作り出す」　Ⓐ友情　Ⓑ金銭　Ⓒ夢

❺「軽蔑すべき者をねことして選ぶな。
汝のねこについて誇りを感じなければならない」　Ⓐ友　Ⓑ妻　Ⓒ敵

❻「ねこはよりよき前進を生む」　Ⓐ努力　Ⓑ意思　Ⓒ忘却

❼「君の魂の中にあるねこを放棄してはならぬ」　Ⓐ英雄　Ⓑ神　Ⓒ偉人

❽「ねこたるものは、推察と沈黙に熟達した者で
なければならない」　Ⓐ師　Ⓑ友　Ⓒ夫

深い言葉だにゃあ…

※【誤謬】とはまちがえること。まちがい

勉強になったにゃ

← 賢いねこ　ニャーチェ

解答 ❶B ❷A ❸C ❹C ❺A ❻B ❼A ❽B

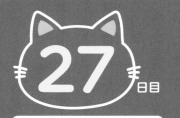

ねこ計算②

各問1分で挑戦にゃ！

ページ上部に4種のねこの顔がバラバラに並んでいるので、まず、それぞれの顔がいくつあるかを数えて覚えます。次に、下部の①〜⑧の計算問題を解いてください。そのさい、計算式のねこの顔に上部のねこの顔の数を当てはめながら計算を解きましょう。

ポイント
ねこの顔がそれぞれいくつあるか、メモを取らずに記憶を保持したまま計算を解くことで、記憶保持力が鍛えられます。

実施日　　月　　日
正答数　／8問

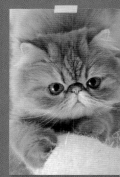
今日の日直ねこ

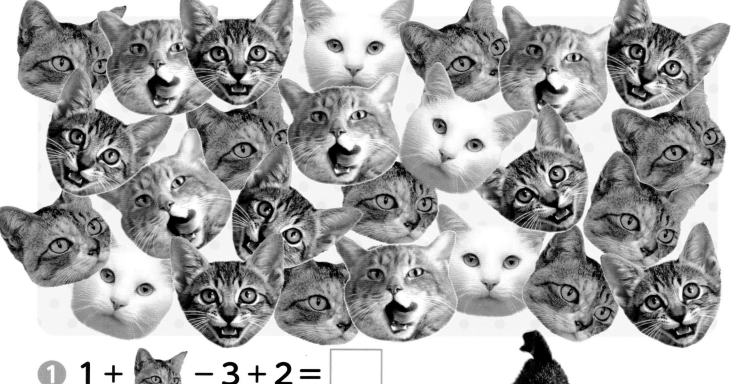

❶ $1 +$ 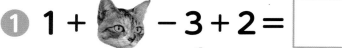 $- 3 + 2 =$ ☐

❷ $6 + 3 +$ 🐱 $- 1 =$ ☐

❸ 🐱 $- 2 +$ 🐱 $- 3 =$ ☐

❹ $3 +$ 🐱 $- 1 +$ 🐱 $=$ ☐

❺ 🐱 $+ 6 - 5 + 3 - 2 +$ 🐱 $=$ ☐

❻ 🐱 $- 3 +$ 🐱 $- 5 + 9 + 4 =$ ☐

❼ 🐱 $- 7 +$ 🐱 $- 4 +$ 🐱 $- 8 =$ ☐

❽ $5 -$ 🐱 $- 1 +$ 🐱 $+ 3 +$ 🐱 $=$ ☐

がんばるにゃー

🐱 $= ?$
🐱 $= ?$

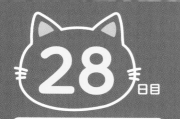

28 日目

実施日　　月　　日

正答数　　／**6**問

各問１分で挑戦にゃ！

にゃんこモンタージュ③

写真の①〜③は縦に４等分、④〜⑥は横に４等分にして、バラバラに並べ替えたものです。ア〜エのピースを、①〜③は左から、④〜⑥は上から順に正しく並べ替えて答えてください。

ポイント
もとの正しい写真をイメージしながらピースを入れ替えましょう。認識力や直観力が鍛えられます。

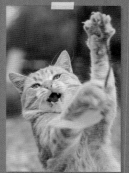

今日の日直ねこ

① **ア　イ　ウ　エ**

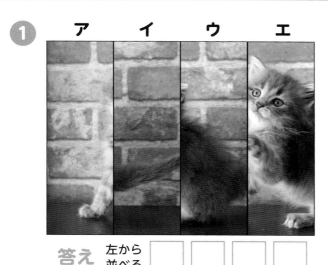

答え　左から並べる　☐☐☐☐

② **ア　イ　ウ　エ**

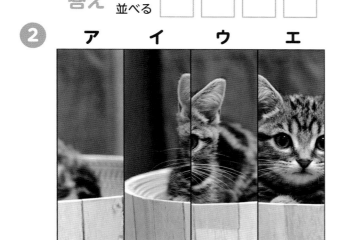

答え　左から並べる　☐☐☐☐

③ **ア　イ　ウ　エ**

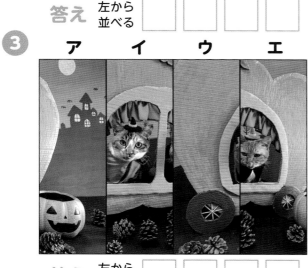

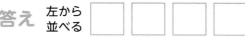

答え　左から並べる　☐☐☐☐

④ ア　イ　ウ　エ

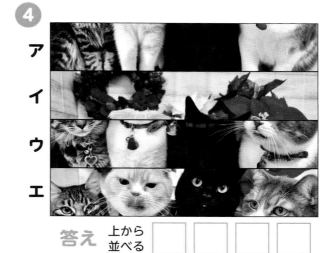

答え　上から並べる　☐☐☐☐

⑤ ア　イ　ウ　エ

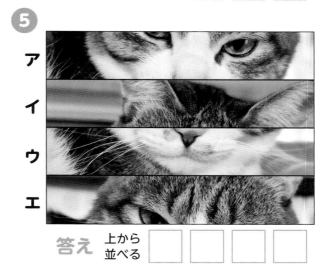

答え　上から並べる　☐☐☐☐

⑥ ア　イ　ウ　エ

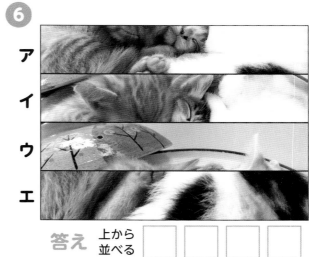

答え　上から並べる　☐☐☐☐

※71ページの下の写真を確認できます

①アエイウ、②アウイエ、③ウアイエ、④イアエウ、⑤アイウエ、⑥ウアエイ

解答

59

28日目

1分で挑戦にゃ！
ねこのかにゃひろい音読③
夏目漱石の「吾輩は猫である」の文章がひらがなで書かれています。約1分で音読しながら文章の中に「にゃ」と「にゃー」が何回出てくるか数えてください。

実施日　　月　　日

正答数　　／1問

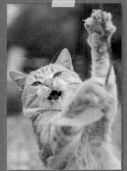

ポイント
文章を読む、話を理解する、文字を探すなど複数の作業を同時に行うため、脳の司令塔である前頭前野の活性化が期待できます。

今日の日直ねこ

●下の文章を約1分で音読しながら「にゃ」と「にゃー」が全部で何回出てきたかを数えてにゃ

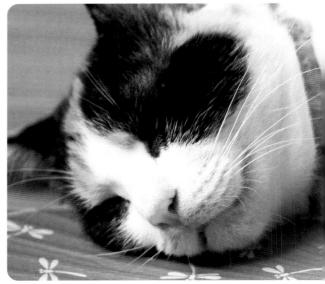

　こうあつくてはねこといえどもやりきれにゃい。かわをぬいで、にゃくをぬいでほねだけですすずみたいものだといぎりすのしどにゃー・すみすとかいうひとがくるしがったというはにゃしがあるが、たといほねだけにならなくともいいから、せめてこのたんかいしょくのふいりのけごろもだけはちょっとあらいはりでもするか、もしくはとうぶんのうちしちにでもいれたいようにゃきがする。

　にゃんげんからみたらねこにゃどはねんがねんじゅうおにゃじかおをして、しゅんかしゅうとういちまいかんばんでおしとおす、いたってたんじゅんなぶじなぜにのかからにゃいしょうがいをおくっているようにおもわれるかもしれにゃいが、いくらねこだってそうおうのあつささむさのかんじはある。

出典：青空文庫 夏目漱石「吾輩は猫である」を改変

上の文章に「にゃ」と「にゃー」は全部で何回出てきたでしょう？

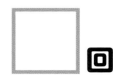

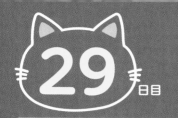

29 日目

実施日 　月　　日

正答数 　／1問

ねこのモフモフ迷路③

ねこの体をモフモフする気持ちで行う迷路です。スタートからゴールをめざして進んでください。ゴールまでの道は1本道になっています。

ポイント

ゴールまでの道を探すさいは集中力や空間認知力が磨かれます。行き止まりになったときはもとに戻って進みましょう。

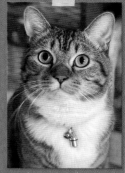

今日の日直ねこ

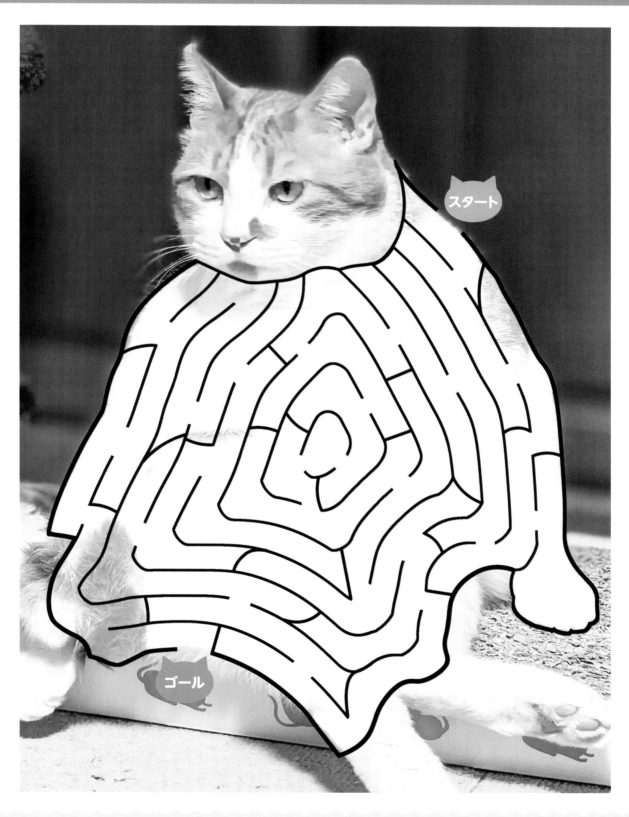

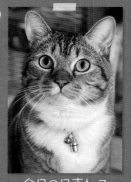

29 日目

おねだりねこの
おやつは何グラム？②

各問1分で挑戦にゃ！

4つのはかりに表示された重さから推測し、A〜Dのねこ缶の1つ
当たりがそれぞれ何グラムになるかを答えてください。ねこ缶の重さは5
グラム単位になっています。

| 実施日 | 月　日 |
| 正答数 | ／3問 |

ポイント
重さの予測がつきやすいねこ缶をいち早く見つけて計算するの
がポイントです。推理力や計算力、思考力が身につきます。

今日の日直ねこ

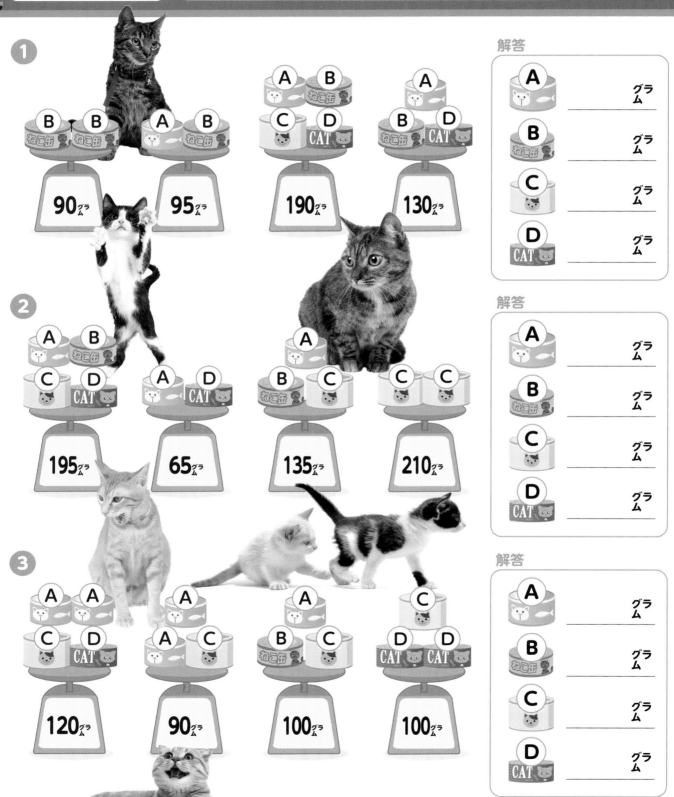

①

B B A B → 90グラム
A B A → 95グラム
C D → 190グラム
B D → 130グラム

解答
A ＿＿＿＿グラム
B ＿＿＿＿グラム
C ＿＿＿＿グラム
D ＿＿＿＿グラム

②

A B C D → 195グラム
A D → 65グラム
B C → 135グラム
C C → 210グラム

解答
A ＿＿＿＿グラム
B ＿＿＿＿グラム
C ＿＿＿＿グラム
D ＿＿＿＿グラム

③

A A C D → 120グラム
A A C → 90グラム
A B C → 100グラム
C D D → 100グラム

解答
A ＿＿＿＿グラム
B ＿＿＿＿グラム
C ＿＿＿＿グラム
D ＿＿＿＿グラム

解答
① A＝50、B＝45、C＝60、D＝35　② A＝5、B＝25、C＝105、D＝60。
③ A＝25、B＝35、C＝40、D＝30

ねこがいっぱい四字熟語③

各問1分で挑戦にゃ！

四字熟語の漢字が4個バラバラに並んでいて、その上にねこたちがおじゃまをしにきました。見えない部分を推測してどんな四字熟語が隠れているか答えてください。ヒントは解答に使用する漢字です。

実施日	月 日
正答数	/9問

ポイント

ねこに隠されてしまった漢字の一部から全体を推測するさいに、脳のイメージ力や想起力が身につきます。

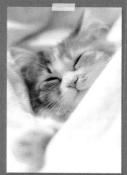
今日の日直ねこ

ヒント

心	倒	無	霧	気	想	変	実	転	一	同	雲	厚	外	無	千	意	意
客	工	奇	事	沈	恥	万	曲	専	散	化	天	根	消	異	主	顔	消

①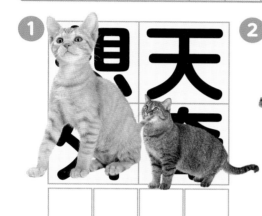

②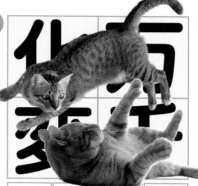

③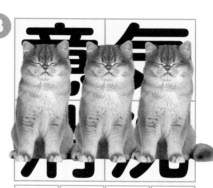

④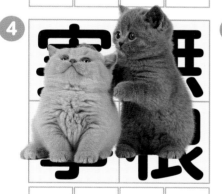

⑤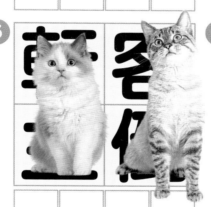

⑥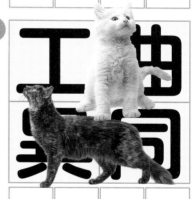

⑦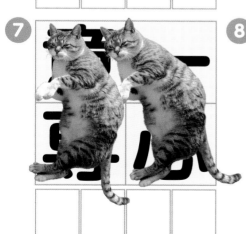

⑧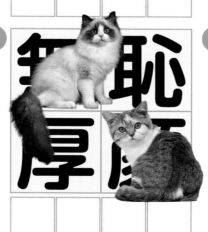

⑨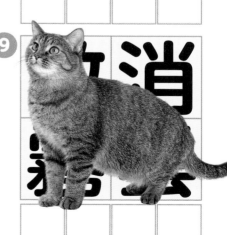

30日目

1分で挑戦にゃ！

ねこのモフモフ点つなぎ③

1の★から2の●印、3の●印というように各数字の印を順序通りに直線でつないでいくと、ねこがこれから戦う相手がわかってきます。現れたものの名前を解答欄に書いてください。

ポイント
1から最後まで数字を見逃さないように点をつなぐさいには、注意力や集中力が鍛えられます。

実施日　　月　　日

正答数　／1問

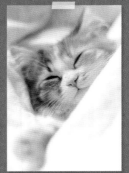

今日の日直ねこ

ねこが戦う相手は？

解答

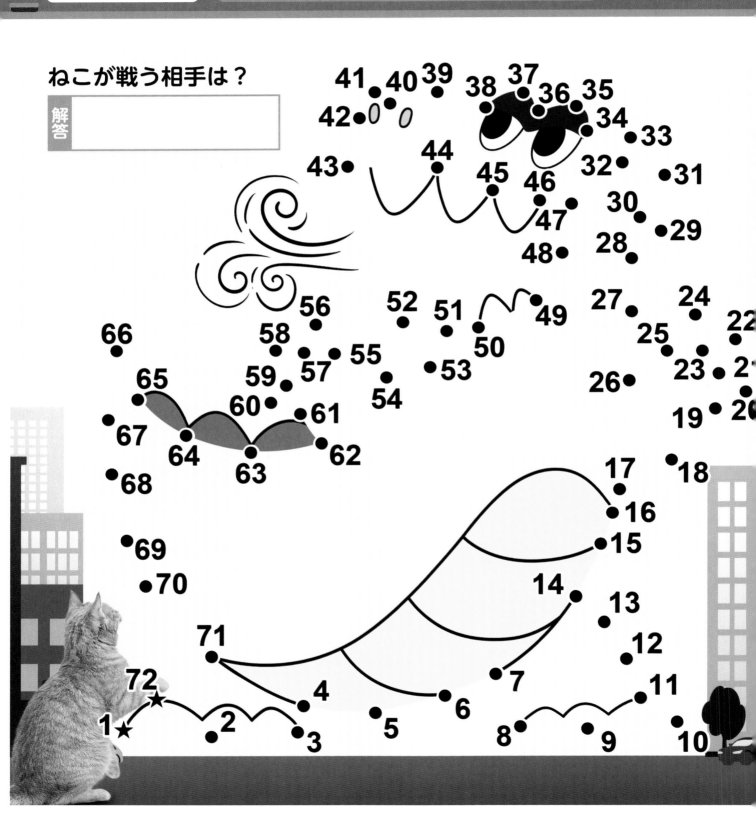

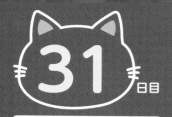
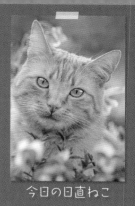

1分で挑戦にゃ！

ねこで神経衰弱④

16枚の写真には2枚ずつ同じ口元の写真が隠れており、全部で8ペアができるようになっています。どの写真がペアになるかを下の解答欄に数字で答えましょう。

ポイント

よく似たねこたちに惑わされないよう、じっくり写真を見比べましょう。注意力や集中力を鍛える訓練に役立ちます。

今日の日直ねこ

実施日	月　日
正答数	／8問

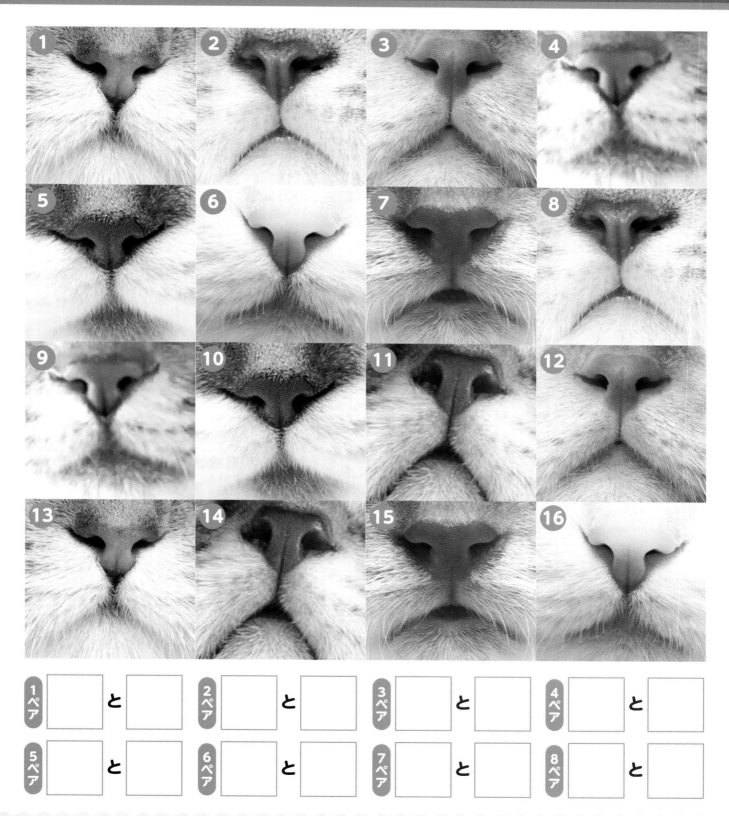

1ペア ［　］と［　］　2ペア ［　］と［　］　3ペア ［　］と［　］　4ペア ［　］と［　］

5ペア ［　］と［　］　6ペア ［　］と［　］　7ペア ［　］と［　］　8ペア ［　］と［　］

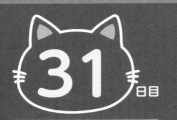

各問1分で挑戦にゃ！

ねこのかくれんぼ④

31日目

たくさんのねこたちの中に、①〜⑥のシルエット（影）と同じ形のねこがかくれんぼしています。探して○をつけましょう。影とねこの大きさは同じではありません。

ポイント
影を手がかりに同じ形のねこを探しましょう。視覚を司る後頭葉を刺激し、人の見間違いや文字の見落としを防ぐ訓練にもなります。

実施日　　月　　日

正答数　／6問

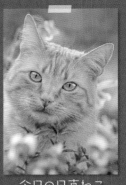

今日の日直ねこ

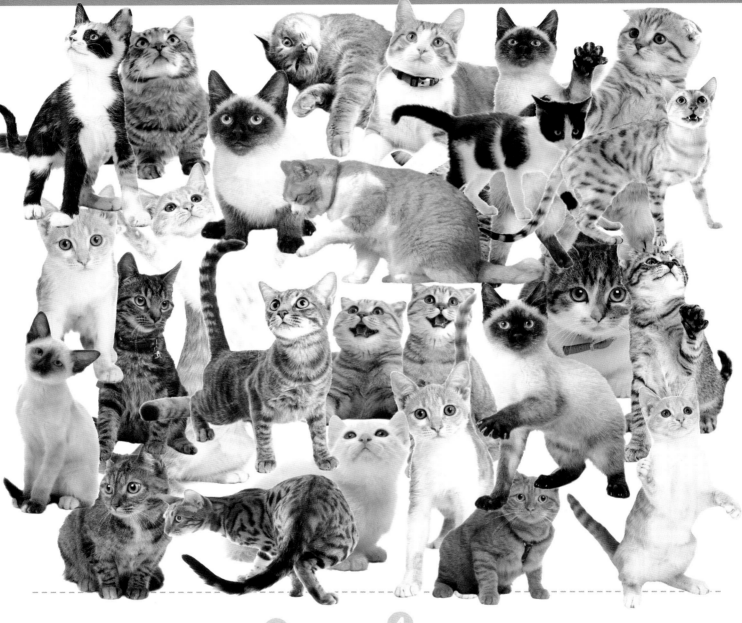

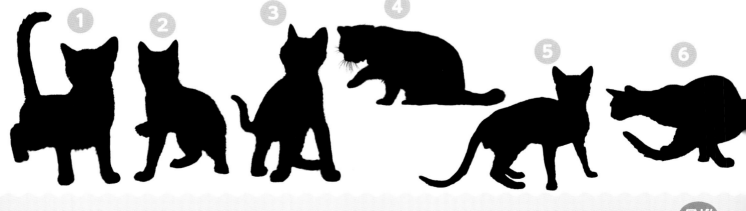

① ② ③ ④ ⑤ ⑥

ねこたちからの挑戦状！

ねこの早口言葉

大きな声で読むのにゃ！

　早口言葉を音読するときは、文章を書くときに働く脳のブローカ野や、言語理解を担うウェルニッケ野など脳の幅広い範囲が活性化すると考えられています。一語一語を正確に、素早く発声するようにしましょう。集中力や記憶力が一挙に鍛えられます。

● 1問につき20秒、3回くり返して読んでにゃ！

にゃまたまご

その1 **にゃまむぎ　にゃまごめ
にゃまたまご**

ペルシャねこ

その2 **ペルシャねこ　マヌルねこ
まねきねこ**

マヌルねこ

その3 **ろうにゃくなんにょ
にゃんこ**

何をいってるんだにゃ

ねこはいくつになってもみんなかわいいにゃ！

その4 **ねこのまじゅつし
しゅじゅつちゅう**

電話を取るたび、名乗るの大変そうにゃ

その5 **とうきょうにゃんこ
きょかきょく**

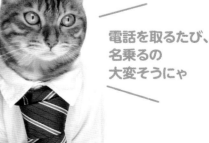

67

かわいく塗ってほしいにゃ！

にゃんこぬり絵

色えんぴつ
持ってきたにゃ

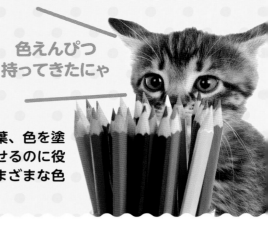

ぬり絵は、目で見た情報を処理する後頭葉、色や形を識別する側頭葉、色を塗るときの手の動きをコントロールする前頭葉など、脳全体を活気づかせるのに役立ちます。にゃんこぬり絵では制限時間を決めずに、色えんぴつでさまざまな色を重ねて取り組んでみましょう。

●心ゆくまで好きな色で塗ってほしいにゃ

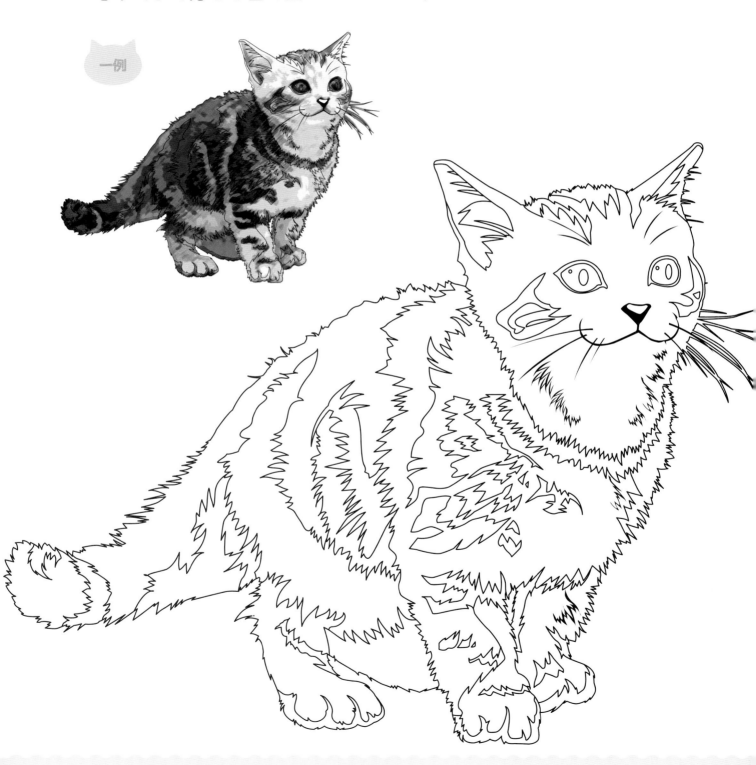

一例

解答

1日目 ねこのかくれんぼ① (P6)

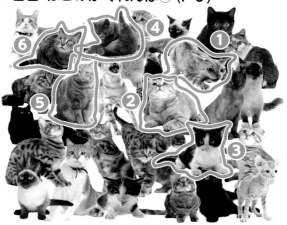

3日目 ねこのまちがいさがし① (P9)

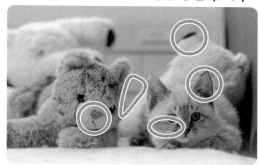

5日目 ねこ踏んじゃだめ迷路① (P13)

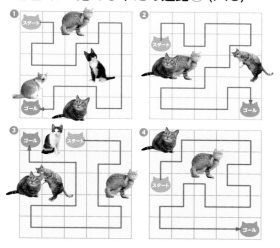

5日目 潜伏ねこ探し① (P14)

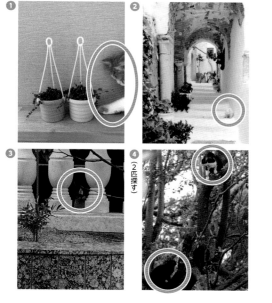

6日目 ねこの短期記憶まちがいさがし① (P16)

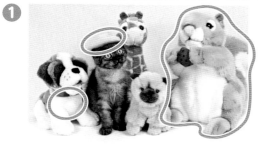

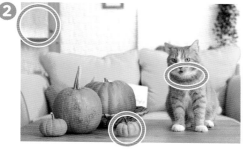

7日目 ねこじゃらしパズル① (P18)

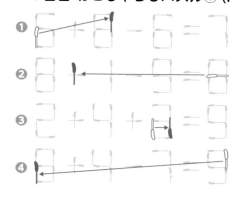

8日目 にゃんこモンタージュ① (P19)

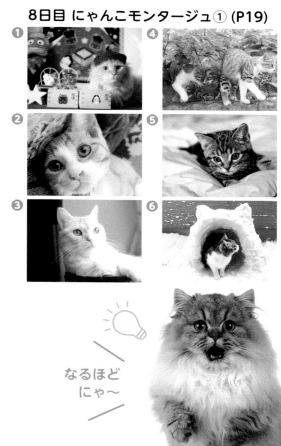

なるほど
にゃ〜

11日目 ねこのかくれんぼ② (P26)

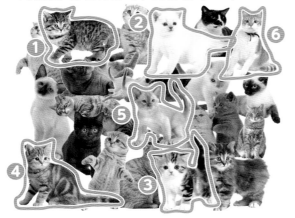

13日目 ねこのまちがいさがし② (P29)

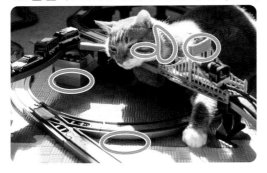

15日目 ねこ踏んじゃだめ迷路② (P33)

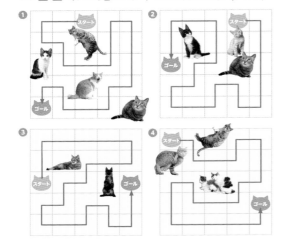

15日目 潜伏ねこ探し② (P34)

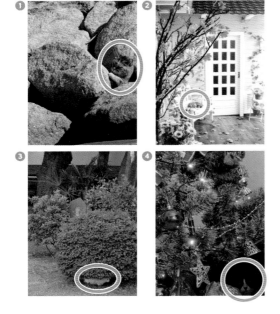

16日目 ねこの短期記憶まちがいさがし② (P36)

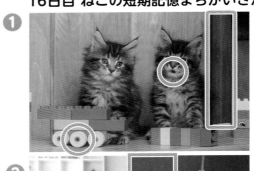

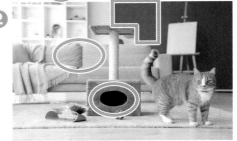

17日目 ねこじゃらしパズル② (P38)

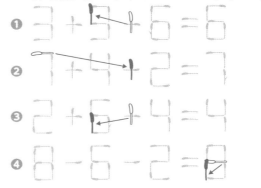

18日目 にゃんこモンタージュ② (P39)

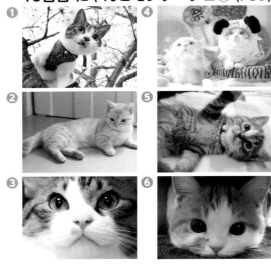

19日目 ねこのモフモフ迷路① (P41)

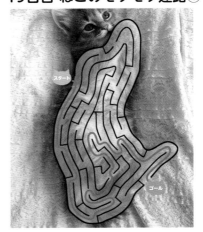

21日目 ねこのかくれんぼ③ (P46)

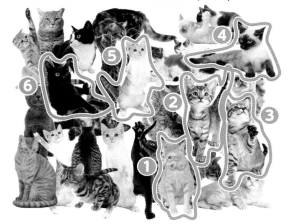

23日目 ねこのまちがいさがし③ (P49)

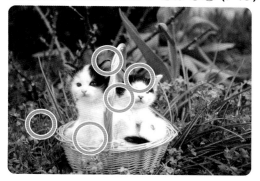

25日目 ねこのモフモフ迷路② (P53)

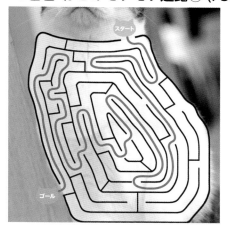

25日目 潜伏ねこ探し③ (P54)

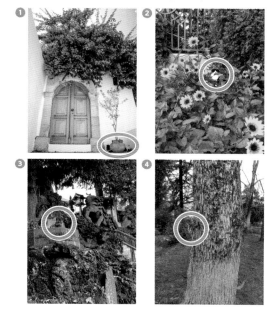

26日目 ねこの短期記憶まちがいさがし③ (P56)

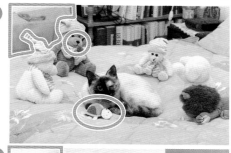

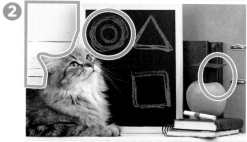

28日目 にゃんこモンタージュ③ (P59)

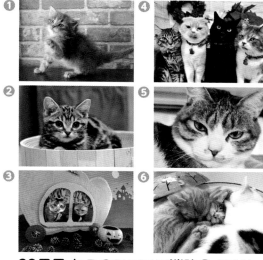

29日目 ねこのモフモフ迷路③ (P61)

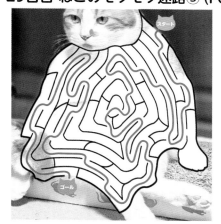

31日月 ねこのかくれんぼ④ (P66)

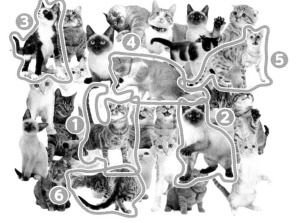

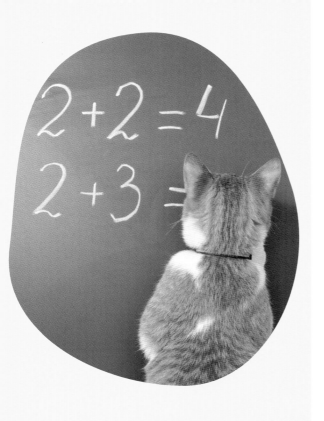

監修

東北大学教授
川島隆太（かわしまりゅうた）

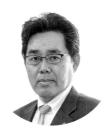

1959年、千葉県生まれ。1985年、東北大学医学部卒業。同大学院医学研究科修了。医学博士。スウェーデン王国カロリンスカ研究所客員研究員、東北大学助手、同専任講師を経て、現在は東北大学教授として高次脳機能の解明研究を行う。脳のどの部分にどのような機能があるのかという「ブレイン・イメージング」研究の日本における第一人者。

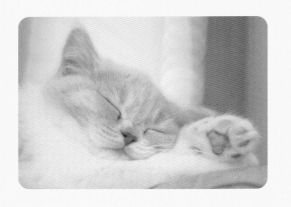

毎日脳活スペシャル
ねこ×脳活
にゃんこ
ドリル
①

編集人	飯塚晃敏
編集	株式会社わかさ出版　原 涼夏　水城孝敬
装丁	宗田真悠
本文デザイン	アーティザンカンパニー
問題協力	スタジオリベロ
漫画	前田達彦
写真協力	PIXTA　Adobe Stock
発行人	山本周嗣
発行所	株式会社文響社
ホームページ	https://bunkyosha.com
メール	info@bunkyosha.com
印刷	株式会社 光邦
製本	古宮製本株式会社

©文響社 Printed in Japan

また
遊んでにゃ

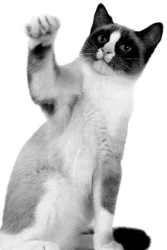